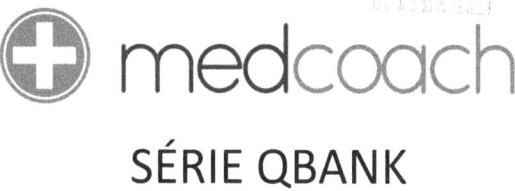

SÉRIE QBANK

EACMC BANQUE DE QUESTIONS

PARTIE 1 DE 5

MedCoach 2024

Où MedCoach Peut-il Vous Aider ?

ÉCOLE DE MÉDECINE

Planification et stratégie de candidature

Relecture d'essais / lettre de motivation / activités parascolaires

Préparation au test CASPer

Préparation à l'examen AAMC PREview

Préparation aux entretiens (MMI, MPI, Panel)

RÉSIDENCE

Préparation / tests pratiques pour l'EACMC 1

Préparation / cas pratiques pour le NAC OSCE

Préparation à l'examen TDM

Préparation pour le FmProC

Préparation à l'examen CCFP

Contactez-nous sur notre site web (mymedcoach.ca) ou par email à support@mymedcoach.ca.

Bonne chance dans votre parcours !

Préface

MedCoach est fier de présenter notre banque de questions pour le EACMC en 5 parties. Cette ressource est conçue pour vous accompagner sur la voie du succès à l'examen de qualification du Conseil médical du Canada (EACMC).

Chez MedCoach, nous comprenons les défis auxquels les étudiants en médecine et les médecins sont confrontés dans leur quête de l'excellence. Nous nous engageons à offrir un soutien complet tout au long du processus des études médicales, de la candidature à la préparation à l'entrevue, et à la préparation aux examens!

Notre test pratique EACMC va au-delà de la simple présentation d'une collection de questions et de cas. Il fournit des explications pour chaque question et cas, couvrant l'ensemble des 230 objectifs du CMC. Ces explications explorent les concepts sous-jacents, favorisant une compréhension approfondie des principes médicaux évalués.

Les parties 1 à 4 couvrent les 230 objectifs du CMC à travers 230 questions à choix multiples (QCM) à fort rendement. La partie 5 propose 50 cas de prise de décision clinique (PDC) à fort rendement liés à 50 des objectifs du CMC les plus susceptibles de figurer à votre examen.

Bonne chance sur la route du succès au EACMC!

Index des objectifs du CMC

Partie 1 de 5

A

Anémie, 97
Anomalies Congénitales, Traits Dysmorphiques, 81
Anxiété, 178
Ataxie, 77

B

Boiterie chez l'enfant, 35

C

Céphalée, 89
Conditions buccales, 155
Constipation, 21
Constipation pédiatrique, 26
Cyanose et hypoxie, 31

D

Détresse néonatale, 162
Diabète, 85
Diarrhée Chronique, 45
Douleur auriculaire, 57
Douleur cervicale, 123
Douleur thoracique, 17
Douleurs généralisées, 170
Dysménorrhée, 138
Dysphagie, 53

E

Engourdissement / Picotement / Altération de la Sensation, 166
Environnement, 211

F

Fatigue, 72

H

Hémoptysie, 9
Humeur dépressive, 150
Hypertension chez l'enfant, 13
Hypokaliémie, 217

I

Ictère néonatal, 119
Immunisation, 193
Incontinence, 111
Incontinence fécale, 115
Intoxications, 205

L

Lymphadénopathie, 135

M

Ménopause, 143

N

Nourrisson Hypotonique, 182

P

Palpitations, 174
Perte auditive, 93
Polyarthralgie (Douleur dans plus de 4 articulations), 127

Prolapsus Utérin, Relâchement Pelvien, 229

R

Rencontre de Santé Périodique / Conseils de Prévention, 187
Retard de développement, 40
Retard staturo-pondéral (chez le nourrisson et l'enfant), 66
Rougeur oculaire, 61

S

Soins Intrapartum et Postpartum, 223
Souffles cardiaques anormaux et murmures, 158

T

Tests de la fonction hépatique anormaux, 131
Troubles acido-basiques, 107
Troubles de la personnalité, 198
Troubles du langage et de la parole, 102
Troubles neurocognitifs majeurs/mineurs (Démence), 146

V

Vertiges, 49

Question 1

Un homme de 56 ans se présente aux urgences avec une histoire de 2 jours de sang dans ses expectorations. Il est fumeur avec un passé de 40 paquets-années et n'a pas d'antécédents médicaux significatifs. À l'examen, ses signes vitaux sont stables, et l'auscultation pulmonaire révèle des crépitements dans le champ pulmonaire inférieur droit. La radiographie thoracique montre une consolidation du lobe inférieur droit. Quel est le diagnostic le plus probable ?

A) Embolie pulmonaire
B) Bronchectasie
C) Cancer du poumon
D) Tuberculose
E) Pneumonie

Réponse : E) Pneumonie

Explication :

L'histoire de tabagisme du patient, la présence de crépitements à l'auscultation et la consolidation visible à la radiographie thoracique suggèrent que la pneumonie est la cause la plus probable de l'hémoptysie.

A) Embolie pulmonaire se présente généralement par un début aigu de dyspnée, douleur thoracique pleurétique, et hypoxie. La radiographie thoracique peut être normale ou montrer une atélectasie ou un petit épanchement pleural. On peut aussi voir des changements à l'ECG tels qu'une tachycardie sinusale ou le classique pattern S1Q3T3.

B) Bronchectasie se présente généralement avec une toux chronique, des infections récurrentes et des expectorations purulentes abondantes. Elle est moins probable dans cette présentation aiguë.

C) Le cancer du poumon est une possibilité étant donné l'histoire de tabagisme du patient; cependant, la présentation aiguë et la présence de consolidation à la radiographie thoracique rendent la pneumonie plus probable.

D) La tuberculose peut se présenter avec une hémoptysie, mais elle est généralement associée à une perte de poids, des sueurs nocturnes, et une toux chronique.

Hémoptysie

L'hémoptysie, ou présence de sang dans les expectorations, est un symptôme qui peut résulter de diverses conditions sous-jacentes, y compris des infections, des malignités, et des maladies vasculaires. Le diagnostic différentiel est large, et une prise d'antécédents, un examen physique, et des investigations appropriées sont essentiels pour identifier la cause et orienter la prise en charge.

Informations clés :

1. L'hémoptysie peut résulter de diverses étiologies, y compris des infections (ex. pneumonie, tuberculose, bronchite), des malignités (ex. cancer du poumon, tumeurs métastatiques), et des maladies vasculaires (ex. embolie pulmonaire, bronchectasie).

2. L'évaluation de l'hémoptysie doit inclure une prise d'antécédents complète, un examen physique, et des investigations appropriées, telles que la radiographie thoracique, la tomodensitométrie (TDM), et la bronchoscopie si nécessaire.

3. La prise en charge de l'hémoptysie dépend de la cause sous-jacente et peut inclure des antibiotiques pour les infections, des anticoagulants pour l'embolie pulmonaire, ou des interventions comme l'embolisation de l'artère bronchique ou la chirurgie pour une hémoptysie massive.

4. Il est crucial d'évaluer la gravité de l'hémoptysie et l'état clinique global du patient, car une hémoptysie massive peut mettre en jeu le pronostic vital et peut nécessiter une intervention urgente.

Question 2

Un garçon de 9 ans est amené à la clinique pédiatrique pour un examen de routine. Sa pression artérielle est de 135/85mmHg lors de trois occasions distinctes. L'enfant est par ailleurs en bonne santé, et ses parents ne rapportent aucun antécédent médical significatif. Laquelle des investigations suivantes doit être effectuée EN PREMIER dans l'évaluation de l'hypertension chez ce patient ?

A) Échographie rénale
B) Échocardiogramme
C) Catécholamines urinaires sur 24 heures
D) Activité de la rénine plasmatique et taux d'aldostérone
E) Surveillance ambulatoire de la pression artérielle

Réponse: E) Surveillance ambulatoire de la pression artérielle

Explication:

La surveillance ambulatoire de la pression artérielle (SAPA) doit être la première investigation dans l'évaluation de l'hypertension chez les enfants, car elle aide à confirmer le diagnostic et à exclure l'hypertension de la blouse blanche. Les autres options peuvent être envisagées après confirmation de l'hypertension, en fonction de la présentation clinique et de l'étiologie suspectée :

A) L'échographie rénale est utile pour évaluer les causes rénales de l'hypertension secondaire, telles que la sténose de l'artère rénale ou l'hydronéphrose.

B) L'échocardiogramme peut évaluer les causes cardiaques de l'hypertension et vérifier la présence de lésions des organes cibles.

C) Les catécholamines urinaires sur 24 heures sont utiles pour l'évaluation d'un phéochromocytome, une cause rare d'hypertension secondaire.

D) L'activité de la rénine plasmatique et les taux d'aldostérone peuvent aider à identifier l'hyperaldostéronisme primaire ou l'hypertension rénovasculaire.

Hypertension chez l'enfant

L'hypertension chez l'enfant peut être primaire (essentielle) ou secondaire à diverses conditions sous-jacentes, telles que des troubles rénaux, endocriniens ou cardiovasculaires. Il est important d'identifier et de traiter l'hypertension chez les enfants pour prévenir les complications à long terme. Une prise d'antécédents complète, un examen physique, et des investigations appropriées sont essentiels pour identifier la cause et orienter la prise en charge.

Informations clés :

1. L'hypertension chez l'enfant peut être primaire ou secondaire à diverses conditions sous-jacentes, telles que des troubles rénaux, endocriniens ou cardiovasculaires.

2. L'évaluation de l'hypertension chez les enfants doit inclure une prise d'antécédents complète, un examen physique, et des investigations appropriées, telles que la SAPA, des tests de laboratoire, et des études d'imagerie en fonction de l'étiologie suspectée.

3. La prise en charge de l'hypertension chez les enfants inclut des modifications du mode de vie (ex. : gestion du poids, changements alimentaires, augmentation de l'activité physique) et un traitement pharmacologique lorsque cela est nécessaire.

4. Les médicaments antihypertenseurs utilisés chez les enfants incluent les inhibiteurs de l'enzyme de conversion de l'angiotensine (IECA), les bloqueurs des récepteurs de l'angiotensine (BRA), les bloqueurs des canaux calciques et les diurétiques, selon la cause et la gravité de l'hypertension.

5. L'identification et la prise en charge précoces de l'hypertension chez les enfants sont essentielles pour prévenir les complications à long terme, telles que l'hypertrophie ventriculaire gauche, les maladies rénales, et les accidents vasculaires cérébraux.

Question 3

Un homme de 62 ans se présente aux urgences avec une histoire de 30 minutes de douleur thoracique intense, écrasante, survenue au repos. Il a des antécédents d'hypertension, de diabète et d'hyperlipidémie. Sa pression artérielle est de 140/90mmHg, son pouls est de 95 battements/min, sa fréquence respiratoire est de 20 respirations/min, et sa température est de 36,8°C (98,2°F). Sa saturation en oxygène est de 96 % à l'air ambiant. Un électrocardiogramme (ECG) montre un sus-décalage du segment ST dans les dérivations V2-V4. Quelle est la prochaine étape la plus appropriée dans la prise en charge ?

A) Administrer de la nitroglycérine sublinguale
B) Obtenir une radiographie thoracique
C) Réaliser une coronarographie
D) Administrer un inhibiteur de la pompe à protons
E) Administrer un bêta-bloquant

Réponse : C) Réaliser une coronarographie

Explication :

La présentation du patient est compatible avec un infarctus du myocarde avec sus-décalage du segment ST (STEMI), compte tenu de ses facteurs de risque, de la douleur thoracique caractéristique, et des résultats de l'ECG. La prochaine étape la plus appropriée dans la prise en charge est de réaliser une coronarographie pour une éventuelle intervention coronarienne percutanée (ICP), car c'est le traitement de référence pour le STEMI. Les autres options ne sont pas les plus appropriées à ce stade :

A) La nitroglycérine sublinguale peut être administrée pour un soulagement symptomatique, mais elle ne traite pas la cause sous-jacente du STEMI.

B) Une radiographie thoracique peut être utile pour évaluer d'autres causes de douleur thoracique, mais ce n'est pas la priorité dans ce cas.

D) Un inhibiteur de la pompe à protons n'est pas indiqué dans ce scénario, car la présentation du patient est compatible avec un STEMI, et non une cause gastro-intestinale de la douleur thoracique.

E) L'administration d'un bêta-bloquant peut être envisagée après la prise en charge initiale du STEMI, mais ce n'est pas la priorité à ce stade.

Douleur thoracique

La douleur thoracique est une plainte fréquente en pratique clinique et peut être causée par diverses conditions, allant des bénignes aux potentiellement mortelles. Le diagnostic différentiel est vaste et inclut des causes cardiaques, respiratoires, gastro-intestinales, musculo-squelettiques, et autres. Une prise d'antécédents complète, un examen physique, et des investigations appropriées sont cruciaux pour affiner le diagnostic différentiel et orienter la prise en charge.

Informations clés :

1. Le diagnostic différentiel de la douleur thoracique est vaste et inclut des conditions telles que les syndromes coronariens aigus, l'embolie pulmonaire, la dissection aortique, le pneumothorax, et les troubles gastro-intestinaux comme le reflux gastro-œsophagien ou l'ulcère peptique.

2. L'évaluation de la douleur thoracique doit inclure une prise d'antécédents complète, un examen physique, et des investigations appropriées, telles que l'ECG, les biomarqueurs cardiaques, la radiographie thoracique, et d'autres examens d'imagerie lorsque cela est indiqué.

3. La prise en charge de la douleur thoracique dépend de la cause sous-jacente. Pour le STEMI, le traitement de référence est la thérapie de

reperfusion rapide, soit par ICP primaire, soit par thrombolyse, en fonction des ressources disponibles et des facteurs spécifiques au patient.

4. Le traitement médical adjuvant pour le STEMI inclut l'aspirine, les médicaments antiplaquettaires, l'anticoagulation, les bêta-bloquants, les inhibiteurs de l'enzyme de conversion de l'angiotensine (IECA), et les statines.

Question 4

Une femme de 70 ans se présente à la clinique avec une histoire de 3 mois de constipation. Elle rapporte des selles tous les 4-5 jours, avec des selles dures et sèches. Elle nie toute douleur abdominale ou saignement rectal. Ses antécédents médicaux sont significatifs pour l'hypertension et le diabète de type 2. Elle prend de la metformine, du lisinopril et de l'amlodipine. À l'examen, son abdomen est souple et non douloureux, sans masses ni distension. L'examen rectal numérique révèle des selles dures dans la voûte rectale. Quelle est la prise en charge initiale la plus appropriée ?

A) Arrêter la metformine
B) Administrer un suppositoire de glycérine
C) Réaliser une coloscopie
D) Augmenter l'apport en fibres alimentaires et en liquides
E) Prescrire une radiographie abdominale

Réponse : D) Augmenter l'apport en fibres alimentaires et en liquides

Explication :

La présentation du patient est compatible avec une constipation fonctionnelle. La prise en charge initiale la plus appropriée est d'augmenter l'apport en fibres alimentaires et en liquides, car cela peut aider à ramollir les selles et à favoriser des mouvements intestinaux réguliers. Les autres options ne sont pas les plus appropriées comme première étape :

A) Arrêter la metformine n'est pas nécessaire, car ce n'est pas une cause courante de constipation.

B) Administrer un suppositoire de glycérine peut offrir un soulagement à court terme, mais cela ne traite pas la cause sous-jacente de la constipation.

C) Réaliser une coloscopie peut être envisagé si la prise en charge initiale échoue ou s'il y a des signes inquiétants tels qu'une perte de poids, une anémie, ou des antécédents familiaux de cancer colorectal, mais ce n'est pas l'étape initiale.

E) Prescrire une radiographie abdominale n'est pas la première étape dans la gestion de la constipation et est généralement réservée aux cas de suspicion d'obstruction ou lorsque le diagnostic est incertain.

Constipation

La constipation est une plainte gastro-intestinale courante, avec diverses causes sous-jacentes possibles, telles que des facteurs alimentaires, des médicaments, des habitudes de vie, et des conditions médicales. Le diagnostic différentiel inclut la constipation primaire (fonctionnelle), la constipation secondaire due à des conditions médicales ou à des médicaments, et des causes obstructives. Une prise d'antécédents complète, un examen physique, et des investigations appropriées sont essentiels pour identifier la cause et orienter la prise en charge.

Informations clés :

1. Le diagnostic différentiel de la constipation inclut la constipation primaire (fonctionnelle), la constipation secondaire due à des conditions médicales (ex. : hypothyroïdie, hypercalcémie) ou à des médicaments (ex. : opioïdes, anticholinergiques, bloqueurs des canaux calciques), et des causes obstructives (ex. : cancer colorectal, sténoses).

2. L'évaluation de la constipation doit inclure une prise d'antécédents complète, un examen physique, et des investigations appropriées lorsque cela est indiqué, telles que des analyses de sang, des études d'imagerie, ou une évaluation endoscopique.

3. La prise en charge de la constipation dépend de la cause sous-jacente et peut inclure des modifications

du mode de vie (ex. : augmentation de l'apport en fibres alimentaires et en liquides, exercice régulier), des laxatifs en vente libre (ex. : formateurs de masse, osmotiques, stimulants, lubrifiants), et des médicaments sur ordonnance pour les cas réfractaires (ex. : lubiprostone, linaclotide).

4. Il est crucial de surveiller la réponse au traitement, car une constipation persistante malgré la prise en charge peut nécessiter une évaluation plus approfondie pour une cause sous-jacente.

Question 5

Une fille de 3 ans est amenée à la clinique pédiatrique par ses parents, qui rapportent qu'elle éprouve des difficultés à évacuer les selles depuis 2 mois. Elle a des selles tous les 3-4 jours, avec des selles dures et sèches. Elle a des antécédents d'infections urinaires récurrentes, et son régime alimentaire est principalement composé de produits transformés avec peu de fruits et légumes. À l'examen, son abdomen est souple et non douloureux, sans masses ni distension. L'examen rectal numérique révèle des selles dures dans la voûte rectale. Quelle est l'évaluation diagnostique initiale la plus appropriée pour cette patiente ?

A) Échographie abdominale
B) Échographie rénale et vésicale
C) Entérographie par résonance magnétique
D) Cystouréthrographie mictionnelle
E) Manométrie anorectale

Réponse : B) Échographie rénale et vésicale

Explication :

Dans ce cas, l'enfant a des antécédents d'infections urinaires récurrentes associées à une constipation, ce qui soulève des inquiétudes quant à d'éventuels problèmes anatomiques ou fonctionnels sous-jacents dans le système urinaire. Une échographie rénale et vésicale serait l'évaluation diagnostique initiale la plus appropriée pour rechercher des anomalies structurelles ou des signes de rétention urinaire qui pourraient contribuer à la fois à la constipation et aux infections récurrentes.

A) **L'échographie abdominale** peut fournir certaines informations sur l'intestin, mais elle n'aborderait pas spécifiquement le tractus urinaire, qui est plus préoccupant compte tenu des antécédents du patient.

C) **L'entérographie par résonance magnétique** est une étude d'imagerie avancée qui n'est pas indiquée comme évaluation diagnostique initiale chez un jeune enfant présentant une constipation et des antécédents d'infections urinaires récurrentes.

D) **La cystouréthrographie mictionnelle** peut fournir des informations précieuses sur les voies urinaires inférieures, mais elle est invasive et expose l'enfant à des radiations ionisantes. Elle doit être réservée aux cas où il existe une forte suspicion de reflux vésico-urétéral ou de dysfonctionnement vésical, et après les résultats de l'échographie rénale et vésicale initiale.

E) La manométrie anorectale est utile pour évaluer la fonction du sphincter anal et du rectum, mais elle n'aborderait pas les antécédents d'infections urinaires récurrentes ou les problèmes urinaires sous-jacents potentiels.

Constipation pédiatrique

La constipation est une plainte fréquente en pédiatrie et peut être causée par divers facteurs, tels que les habitudes alimentaires, les médicaments, et les conditions médicales. Le diagnostic différentiel inclut la constipation fonctionnelle, la constipation secondaire due à des conditions médicales ou à des médicaments, et plus rarement, des anomalies congénitales. Une prise d'antécédents complète, un examen physique, et des investigations appropriées sont essentiels pour identifier la cause et orienter la prise en charge.

Informations clés :

1. Comprendre les concepts clés : comprendre la définition, la prévalence, et les causes courantes de la constipation pédiatrique, y compris les causes fonctionnelles et organiques. Familiarisez-vous avec les critères de Rome IV pour la constipation fonctionnelle chez les enfants.

2. Se concentrer sur les facteurs de risque : soyez conscient des facteurs de risque courants de la constipation pédiatrique, tels qu'un régime pauvre en fibres, une ingestion insuffisante de liquides, un manque d'activité physique, des problèmes de formation à la propreté, et certains médicaments.

3. Reconnaître les signes d'alerte : soyez capable d'identifier les signes et symptômes d'alerte qui peuvent indiquer une condition sous-jacente plus

grave, telle que la maladie de Hirschsprung ou des anomalies de la moelle épinière (ex. : début de la constipation au cours du premier mois de vie, échec à passer le méconium dans les 48 heures, fièvre, vomissements bilieux, distension abdominale, et présence de sang dans les selles).

4. Maîtriser l'approche clinique : comprendre l'importance d'obtenir des antécédents complets, de réaliser un examen physique ciblé (y compris un examen abdominal et rectal), et de commander des investigations pertinentes si nécessaire (ex. : radiographie abdominale, échographie, manométrie anorectale ou biopsie dans certains cas).

5. Connaître les options de traitement : se familiariser avec l'approche progressive de la prise en charge de la constipation pédiatrique, qui commence généralement par des mesures conservatrices (ex. : modifications alimentaires, augmentation de l'apport en liquides, formation à la propreté et établissement d'une routine intestinale régulière) avant de passer aux interventions pharmacologiques (ex. : laxatifs osmotiques comme le polyéthylène glycol, et laxatifs stimulants comme la sennoside).

6. Revoir le rôle des spécialistes : comprendre quand il est approprié de référer un enfant souffrant de constipation à un gastro-entérologue pédiatrique ou à d'autres spécialistes pour une évaluation et une prise en charge plus approfondies (ex. : symptômes

persistants malgré un traitement approprié, suspicion de cause organique sous-jacente, ou complications graves).

Question 6

Une femme de 28 ans se présente aux urgences avec un début aigu de cyanose et d'essoufflement. Elle n'a pas d'antécédents médicaux significatifs. À l'examen, sa fréquence respiratoire est de 30 respirations/min, son pouls est de 110 battements/min, sa pression artérielle est de 130/85 mmHg, et sa saturation en oxygène est de 88 % à l'air ambiant. Ses poumons sont clairs à l'auscultation, et les bruits cardiaques sont normaux. Quelle est l'investigation initiale la plus appropriée ?

A) Analyse des gaz du sang artériel
B) Radiographie thoracique
C) Échocardiogramme
D) Numération formule sanguine complète
E) Taux de méthémoglobine

Réponse : A) Analyse des gaz du sang artériel

Explication :

Dans ce cas, la patiente présente un début aigu de cyanose et d'essoufflement. L'investigation initiale la plus appropriée est l'analyse des gaz du sang artériel (GSA), car elle fournira des informations précieuses sur l'état d'oxygénation, de ventilation, et d'équilibre acido-basique de la patiente, ce qui peut aider à affiner le diagnostic différentiel. Les autres options peuvent être envisagées en fonction du contexte clinique et des résultats initiaux :

> **B) La radiographie thoracique** peut aider à évaluer les causes pulmonaires de la cyanose et de l'hypoxie, telles que la pneumonie, le pneumothorax ou l'œdème pulmonaire.
>
> **C) L'échocardiogramme** est utile pour évaluer les causes cardiaques de la cyanose et de l'hypoxie, y compris les cardiopathies congénitales, les dysfonctions valvulaires ou les cardiomyopathies.
>
> **D) La numération formule sanguine complète** peut être utile pour évaluer les causes hématologiques de la cyanose, telles que la polycythémie ou l'anémie.
>
> **E) Le taux de méthémoglobine** doit être envisagé en cas de suspicion de méthémoglobinémie, qui peut résulter d'une exposition à certains médicaments ou produits chimiques, ou être due à un déficit enzymatique héréditaire.

Cyanose et hypoxie

La cyanose est une décoloration bleuâtre de la peau et des muqueuses due à une concentration accrue d'hémoglobine désoxygénée. L'hypoxie est un état de fourniture insuffisante d'oxygène aux tissus. Ces deux conditions peuvent avoir diverses causes, y compris des troubles respiratoires, cardiaques, et hématologiques. Une prise d'antécédents complète, un examen physique, et des investigations appropriées sont essentiels pour identifier la cause et orienter la prise en charge.

Informations clés :

1. La cyanose et l'hypoxie peuvent être causées par diverses conditions, y compris des troubles respiratoires (ex. : obstruction des voies aériennes, pneumonie, asthme, embolie pulmonaire), cardiaques (ex. : cardiopathies congénitales, insuffisance cardiaque), et hématologiques (ex. : méthémoglobinémie, anémie, polycythémie).

2. L'évaluation de la cyanose et de l'hypoxie doit inclure une prise d'antécédents complète, un examen physique, et des investigations appropriées, telles que l'analyse des GSA, la radiographie thoracique, l'échocardiogramme, et les tests de laboratoire.

3. La prise en charge de la cyanose et de l'hypoxie dépend de la cause sous-jacente et peut inclure l'administration d'oxygène, des bronchodilatateurs,

des anticoagulants, des diurétiques, ou d'autres thérapies spécifiques.

4. La reconnaissance et le traitement rapides de la cyanose et de l'hypoxie sont essentiels, car les cas non traités peuvent entraîner des complications graves, y compris des lésions organiques et la mort.

Question 7

Un garçon de 6 ans se présente à la clinique pédiatrique avec une boiterie depuis 3 jours. Sa mère rapporte qu'il n'a pas d'antécédents de traumatisme, de fièvre, ou de symptômes systémiques. À l'examen, l'enfant présente une légère démarche antalgique, mais aucune érythème, chaleur, ou gonflement n'est noté autour de la hanche ou du genou. L'amplitude des mouvements de la hanche est légèrement réduite, avec un léger inconfort lors de la rotation interne. Quelle est l'investigation initiale la plus appropriée ?

A) Radiographie de la hanche
B) Numération formule sanguine complète
C) Vitesse de sédimentation des érythrocytes (VSE)
D) Imagerie par résonance magnétique (IRM) de la hanche
E) Radiographie du genou

Réponse : A) Radiographie de la hanche

Explication :

Dans ce cas, l'enfant présente une boiterie sans antécédents de traumatisme, de fièvre, ou de symptômes systémiques. L'investigation initiale la plus appropriée est une radiographie de la hanche, car elle peut aider à évaluer les causes possibles de la boiterie, telles que la maladie de Legg-Calvé-Perthes, le glissement épiphysaire de la tête fémorale, ou d'autres anomalies structurelles. Les autres options peuvent être envisagées en fonction du contexte clinique et des résultats initiaux :

B) La numération formule sanguine complète peut être utile en cas de suspicion d'infection ou d'inflammation.

C) La VSE peut être utile pour évaluer la présence d'un processus inflammatoire, tel qu'une synovite transitoire, une arthrite septique ou une ostéomyélite.

D) L'IRM de la hanche peut être envisagée si l'imagerie initiale est non concluante ou s'il existe une forte suspicion d'un diagnostic spécifique, tel qu'une ostéomyélite ou une tumeur.

E) La radiographie du genou peut être utile si l'examen clinique suggère une pathologie possible au niveau du genou.

Boiterie chez l'enfant

La boiterie est une démarche anormale chez l'enfant qui peut résulter de diverses causes, telles que la douleur, la faiblesse, ou des anomalies structurelles. Le diagnostic différentiel inclut la synovite transitoire, l'arthrite septique, l'ostéomyélite, la maladie de Legg-Calvé-Perthes, le glissement épiphysaire de la tête fémorale, les fractures, et d'autres conditions musculo-squelettiques ou neurologiques. Une prise d'antécédents complète, un examen physique, et des investigations appropriées sont essentiels pour identifier la cause et orienter la prise en charge.

Informations clés :

1. Le diagnostic différentiel de la boiterie chez l'enfant inclut la synovite transitoire, l'arthrite septique, l'ostéomyélite, la maladie de Legg-Calvé-Perthes, le glissement épiphysaire de la tête fémorale, les fractures, et d'autres conditions musculo-squelettiques ou neurologiques.

2. L'évaluation de la boiterie chez l'enfant doit inclure une prise d'antécédents complète, un examen physique, et des investigations appropriées, telles que des radiographies, des tests de laboratoire, ou des études d'imagerie avancée lorsque cela est indiqué.

3. La prise en charge de la boiterie chez l'enfant dépend de la cause sous-jacente et peut inclure des mesures conservatrices (ex. : repos, analgésiques, physiothérapie), des antibiotiques pour les infections, ou une intervention chirurgicale pour certaines conditions (ex. : glissement épiphysaire de la tête fémorale).

4. Il est essentiel de reconnaître et de traiter rapidement la cause sous-jacente de la boiterie, car certaines conditions peuvent entraîner des complications à long terme si elles ne sont pas prises en charge de manière adéquate.

Question 8

Une fille de 3 ans est amenée à la clinique pédiatrique par ses parents en raison de préoccupations concernant son développement. Ils rapportent qu'elle n'a pas encore commencé à parler, qu'elle n'est pas propre, et qu'elle a des difficultés à interagir avec d'autres enfants. De plus, elle a des antécédents d'infections respiratoires fréquentes, et ses parents mentionnent que sa sueur a parfois un goût salé. Ses antécédents de naissance et ses antécédents médicaux sont sans particularités. À l'examen, elle a un mauvais contact visuel, engage des comportements de battement des mains répétitifs, et présente des signes d'hippocratisme digital. Quelle est la cause sous-jacente la plus probable de son retard de développement ?

A) Syndrome de l'X fragile
B) Fibrose kystique
C) Syndrome de Rett
D) Syndrome de Down
E) Phénylcétonurie (PKU)

Réponse : B) Fibrose kystique

Explication :

Dans ce cas, la patiente présente des retards de développement associés à des antécédents d'infections respiratoires fréquentes et d'hippocratisme digital, ce qui suggère un problème pulmonaire sous-jacent. L'indice supplémentaire que sa sueur a un goût salé soulève des soupçons de fibrose kystique (FK), une maladie génétique rare affectant plusieurs systèmes organiques. La FK peut causer des retards de développement en raison de la maladie chronique, de la malnutrition, et de l'impact sur le bien-être général de l'enfant. Il serait important d'enquêter davantage sur cette possibilité, car un diagnostic et une intervention précoces peuvent améliorer la qualité de vie de l'enfant.

A) Le syndrome de l'X fragile : bien qu'il s'agisse d'une cause génétique de retard de développement, les antécédents d'infections respiratoires et d'hippocratisme digital ne sont pas des caractéristiques typiques du syndrome de l'X fragile.

C) Le syndrome de Rett : ce trouble génétique affecte principalement les filles et peut entraîner une régression développementale. Cependant, les infections respiratoires, l'hippocratisme digital, et la sueur salée ne sont pas caractéristiques du syndrome de Rett.

D) Le syndrome de Down : bien que le syndrome de Down puisse entraîner des retards de développement, les infections respiratoires fréquentes et l'hippocratisme digital suggèrent un problème pulmonaire sous-jacent, ce qui n'est pas typique du syndrome de Down.

E) La phénylcétonurie (PKU) : ce trouble métabolique héréditaire peut entraîner des retards de développement s'il n'est pas traité. Cependant, les antécédents d'infections respiratoires et d'hippocratisme digital pointent vers un diagnostic plus probable de fibrose kystique.

Retard de développement

Le retard de développement est un terme utilisé lorsque l'enfant n'atteint pas les jalons de développement dans la tranche d'âge attendue. Le retard de développement peut affecter divers domaines, y compris la motricité globale, la motricité fine, le langage, les compétences cognitives, et sociales. Les causes de retard de développement incluent des troubles génétiques, des facteurs prénatals, des facteurs périnatals, des facteurs environnementaux, et des conditions médicales. Une prise d'antécédents complète, un examen physique, et des investigations appropriées sont essentiels pour identifier la cause et orienter la prise en charge.

Informations clés :

1. Comprendre les jalons : se familiariser avec les jalons de développement pour les différents groupes d'âge, y compris les compétences motrices, langagières, cognitives, et sociales/émotionnelles. Connaître la tranche d'âge normale pour atteindre ces jalons.

2. Reconnaître les signes d'alerte : soyez conscient des signes d'alerte dans le développement qui peuvent indiquer un retard ou un trouble développemental potentiel.

3. Causes du retard de développement : étudiez les diverses causes du retard de développement, y compris les facteurs génétiques (ex. : syndrome de

D) Le syndrome de Down : bien que le syndrome de Down puisse entraîner des retards de développement, les infections respiratoires fréquentes et l'hippocratisme digital suggèrent un problème pulmonaire sous-jacent, ce qui n'est pas typique du syndrome de Down.

E) La phénylcétonurie (PKU) : ce trouble métabolique héréditaire peut entraîner des retards de développement s'il n'est pas traité. Cependant, les antécédents d'infections respiratoires et d'hippocratisme digital pointent vers un diagnostic plus probable de fibrose kystique.

Retard de développement

Le retard de développement est un terme utilisé lorsque l'enfant n'atteint pas les jalons de développement dans la tranche d'âge attendue. Le retard de développement peut affecter divers domaines, y compris la motricité globale, la motricité fine, le langage, les compétences cognitives, et sociales. Les causes de retard de développement incluent des troubles génétiques, des facteurs prénatals, des facteurs périnatals, des facteurs environnementaux, et des conditions médicales. Une prise d'antécédents complète, un examen physique, et des investigations appropriées sont essentiels pour identifier la cause et orienter la prise en charge.

Informations clés :

1. Comprendre les jalons : se familiariser avec les jalons de développement pour les différents groupes d'âge, y compris les compétences motrices, langagières, cognitives, et sociales/émotionnelles. Connaître la tranche d'âge normale pour atteindre ces jalons.

2. Reconnaître les signes d'alerte : soyez conscient des signes d'alerte dans le développement qui peuvent indiquer un retard ou un trouble développemental potentiel.

3. Causes du retard de développement : étudiez les diverses causes du retard de développement, y compris les facteurs génétiques (ex. : syndrome de

Down, syndrome de l'X fragile), les facteurs environnementaux (ex. : exposition prénatale aux drogues ou à l'alcool, intoxication au plomb), et d'autres conditions médicales (ex. : paralysie cérébrale, trouble du spectre de l'autisme, perte auditive).

4. Outils de dépistage : apprenez à connaître les différents outils de dépistage utilisés pour identifier les retards de développement, tels que le questionnaire Ages and Stages (ASQ), la liste de contrôle modifiée pour l'autisme chez les tout-petits (M-CHAT), et le test de dépistage du développement de Denver (DDST).

5. Investigations appropriées : comprendre quelles investigations sont appropriées pour des présentations spécifiques de retard de développement (ex. : microarray chromosomique pour les troubles génétiques, audiogramme pour la perte auditive, imagerie cérébrale pour les anomalies structurelles).

6. Approche multidisciplinaire : se familiariser avec l'approche multidisciplinaire de la prise en charge des retards de développement, y compris le rôle des pédiatres, des orthophonistes, des ergothérapeutes, des physiothérapeutes, et des psychologues.

Question 9

Un homme de 45 ans se présente à la clinique avec une histoire de 3 mois de selles molles et aqueuses survenant 4 à 5 fois par jour. Il nie la présence de sang dans les selles, de fièvre, ou de perte de poids. Il n'a pas d'antécédents médicaux significatifs et ne prend aucun médicament. À l'examen, ses signes vitaux sont stables, et son abdomen est souple et non douloureux, avec des bruits intestinaux normaux. Quelle est l'investigation initiale la plus appropriée?

A) Culture de selles
B) Numération formule sanguine complète
C) Coloscopie
D) Tests de la fonction thyroïdienne
E) Écart osmotique des selles

Réponse : E) Écart osmotique des selles

Explication :

Dans ce cas, le patient présente une diarrhée chronique sans symptômes alarmants, tels que la fièvre, la perte de poids, ou la présence de sang dans les selles. L'investigation initiale la plus appropriée est l'écart osmotique des selles, qui peut aider à différencier entre une diarrhée osmotique et sécrétoire et guider l'évaluation diagnostique ultérieure. Les autres options peuvent être envisagées en fonction du contexte clinique et des résultats initiaux :

A) La culture de selles peut être indiquée en cas de suspicion d'une cause infectieuse, en particulier si le patient a des antécédents de voyage récent ou d'exposition à des agents pathogènes.

B) La numération formule sanguine complète peut être utile pour évaluer la présence d'anémie ou d'inflammation, ce qui pourrait suggérer une MICI ou une malignité.

C) La coloscopie peut être envisagée en présence de symptômes alarmants ou de facteurs de risque de MICI, de cancer colorectal, ou d'autres troubles gastro-intestinaux importants.

D) Les tests de la fonction thyroïdienne peuvent être indiqués en cas de suspicion d'hyperthyroïdie, qui peut provoquer une diarrhée chronique.

Diarrhée Chronique

La diarrhée chronique est définie par des selles molles ou liquides durant plus de quatre semaines. Les causes de la diarrhée chronique incluent le syndrome de l'intestin irritable (SII), les maladies inflammatoires de l'intestin (MII), les syndromes de malabsorption, les infections, les troubles endocriniens, les médicaments et les cancers. Une anamnèse appropriée, un examen physique et des investigations sont essentiels pour identifier la cause et orienter la prise en charge.

Informations Clés :

1. Le diagnostic différentiel de la diarrhée chronique inclut le SII, les MII, les syndromes de malabsorption (par exemple, la maladie cœliaque, l'intolérance au lactose), les infections, les troubles endocriniens (par exemple, l'hyperthyroïdie), les médicaments et les cancers.

2. L'évaluation de la diarrhée chronique doit inclure une anamnèse approfondie, un examen physique et des investigations appropriées, telles que le calcul du gap osmotique des selles, des tests de laboratoire, des études d'imagerie ou une évaluation endoscopique.

3. La prise en charge de la diarrhée chronique dépend de la cause sous-jacente et peut inclure des modifications diététiques (par exemple, régime sans

lactose, régime pauvre en FODMAP), des médicaments (par exemple, antidiarrhéiques, antibiotiques, agents immunosuppresseurs) ou une intervention chirurgicale pour certaines conditions (par exemple, MII, cancer colorectal).

4. Il est essentiel de reconnaître et de traiter rapidement la cause sous-jacente de la diarrhée chronique, car les cas non traités peuvent entraîner des complications, notamment la déshydratation, les déséquilibres électrolytiques et la malnutrition.

Question 10

Une femme de 60 ans se présente à la clinique avec des épisodes récurrents de vertiges depuis deux semaines. Elle rapporte que les épisodes sont brefs, durent moins d'une minute, et sont déclenchés par des mouvements de la tête. Elle nie toute perte auditive, acouphène, ou symptômes neurologiques. À l'examen, ses signes vitaux sont stables, et son examen neurologique est normal. Quelle est la manœuvre diagnostique initiale la plus appropriée ?

A) Manœuvre de Dix-Hallpike
B) Massage du sinus carotidien
C) Électronystagmographie
D) Imagerie par résonance magnétique (IRM) cérébrale
E) Mesure de la pression artérielle orthostatique

Réponse : A) Manœuvre de Dix-Hallpike

Explication :

Dans ce cas, la patiente présente des épisodes brefs de vertiges déclenchés par des mouvements de la tête, ce qui suggère un vertige positionnel paroxystique bénin (VPPB). La manœuvre diagnostique initiale la plus appropriée est la manœuvre de Dix-Hallpike, qui peut aider à confirmer le diagnostic de VPPB en provoquant un nystagmus et des vertiges. Les autres options peuvent être envisagées en fonction du contexte clinique et des résultats initiaux :

B) Le massage du sinus carotidien peut être indiqué en cas de suspicion d'hypersensibilité du sinus carotidien comme cause des vertiges.

C) L'électronystagmographie peut être utile dans l'évaluation d'autres troubles vestibulaires, tels que la maladie de Ménière ou la névrite vestibulaire, si la manœuvre de Dix-Hallpike est négative ou non concluante.

D) L'IRM cérébrale peut être envisagée en cas de suspicion d'un trouble du système nerveux central, tel qu'une lésion cérébelleuse ou un neurinome de l'acoustique.

E) La mesure de la pression artérielle orthostatique peut être utile pour évaluer une hypotension orthostatique comme cause des vertiges.

Vertiges

Le vertige est une sensation de rotation ou de mouvement, souvent due à une perturbation du système vestibulaire. Les causes de vertiges incluent le vertige positionnel paroxystique bénin (VPPB), la maladie de Ménière, la névrite vestibulaire, la labyrinthite, les troubles du système nerveux central, et les problèmes cardiovasculaires. Une prise d'antécédents complète, un examen physique, et des investigations appropriées sont essentiels pour identifier la cause et orienter la prise en charge.

Informations clés :

1. Le diagnostic différentiel des vertiges inclut le VPPB, la maladie de Ménière, la névrite vestibulaire, la labyrinthite, les troubles du système nerveux central (ex. : lésions cérébelleuses, neurinomes de l'acoustique), et les problèmes cardiovasculaires (ex. : hypotension orthostatique, arythmies).

2. L'évaluation des vertiges doit inclure une prise d'antécédents complète, un examen physique, et des investigations ou manœuvres appropriées, telles que la manœuvre de Dix-Hallpike, l'électronystagmographie, ou des études d'imagerie.

3. La prise en charge des vertiges dépend de la cause sous-jacente et peut inclure des mesures conservatrices (ex. : hydratation, exercices positionnels), des médicaments (ex. : antivertigineux,

anti-inflammatoires), ou une intervention chirurgicale pour certaines conditions (ex. : maladie de Ménière, neurinome de l'acoustique).

4. Il est essentiel de reconnaître et de traiter rapidement la cause sous-jacente des vertiges, car les cas non traités peuvent entraîner des complications, telles que des chutes, des blessures, et une diminution de la qualité de vie.

Question 11

Un homme de 55 ans se présente à la clinique avec une histoire de 6 mois de dysphagie progressive, principalement pour les aliments solides. Il a des antécédents de tabagisme de 20 paquets-années et rapporte une perte de poids de 4,5 kg (10 livres) au cours des trois derniers mois. À l'examen, ses signes vitaux sont stables, et son examen oropharyngé est sans particularités. Quelle est l'investigation initiale la plus appropriée ?

A) Étude de déglutition au baryum
B) Oesophagogastroduodénoscopie (OGD)
C) Étude de déglutition par vidéofluoroscopie
D) Manométrie oesophagienne
E) Radiographie thoracique

Réponse : B) Oesophagogastroduodénoscopie (OGD)

Explication :

Dans ce cas, le patient présente une dysphagie progressive aux solides, une perte de poids, et des antécédents de tabagisme, ce qui suggère une possible malignité oesophagienne. L'investigation initiale la plus appropriée est l'OGD, qui permet de visualiser l'œsophage, d'identifier toute anomalie ou lésion, et de réaliser des biopsies si nécessaire. Les autres options peuvent être envisagées selon le contexte clinique et les résultats initiaux.

A) L'étude de déglutition au baryum peut être utile pour évaluer l'anatomie et la fonction du processus de déglutition, mais elle est moins sensible pour détecter les malignités par rapport à l'OGD.

C) L'étude de déglutition par vidéofluoroscopie est plus appropriée pour évaluer la dysphagie oropharyngée, en particulier en cas de suspicion d'aspiration ou de dysfonctionnement neuromusculaire.

D) La manométrie oesophagienne est principalement utilisée pour évaluer les troubles de la motilité, tels que l'achalasie, mais ne serait pas le meilleur test initial dans ce scénario clinique.

E) La radiographie thoracique peut donner des informations sur les structures pulmonaires et médiastinales, mais elle est moins sensible et spécifique que l'OGD pour détecter les lésions oesophagiennes.

Dysphagie

La dysphagie est une difficulté à avaler et peut être classée comme étant oropharyngée ou oesophagienne, selon la localisation du problème. Les causes de la dysphagie incluent l'obstruction mécanique (ex. : sténoses, tumeurs, diverticules), les troubles neuromusculaires (ex. : accident vasculaire cérébral, myasthénie grave), et les troubles de la motilité (ex. : achalasie, sclérodermie). Une prise d'antécédents complète, un examen physique, et des investigations appropriées sont essentiels pour identifier la cause et orienter la prise en charge.

Informations clés :

1. Le diagnostic différentiel de la dysphagie inclut l'obstruction mécanique (ex. : sténoses, tumeurs, diverticules), les troubles neuromusculaires (ex. : accident vasculaire cérébral, myasthénie grave), et les troubles de la motilité (ex. : achalasie, sclérodermie).

2. L'évaluation de la dysphagie doit inclure une prise d'antécédents complète, un examen physique, et des investigations appropriées, telles que l'OGD, l'étude de déglutition au baryum, l'étude de déglutition par vidéofluoroscopie, ou la manométrie oesophagienne.

3. La prise en charge de la dysphagie dépend de la cause sous-jacente et peut inclure des modifications alimentaires (ex. : aliments mous ou en purée), des

médicaments (ex. : antispasmodiques, inhibiteurs de la pompe à protons), une intervention endoscopique ou chirurgicale (ex. : dilatation, résection tumorale), ou des thérapies de rééducation (ex. : thérapie de déglutition).

4. Il est essentiel de reconnaître et de traiter rapidement la cause sous-jacente de la dysphagie, car les cas non traités peuvent entraîner des complications, telles que la malnutrition, la déshydratation, et la pneumonie par aspiration.

Question 12

Une femme de 25 ans se présente à la clinique avec une douleur à l'oreille gauche depuis trois jours. Elle rapporte avoir nagé récemment dans une piscine publique et nie tout symptôme d'infection des voies respiratoires supérieures. À l'examen, son conduit auditif externe gauche apparaît érythémateux et gonflé, avec une sensibilité à la manipulation du pavillon. Quel est le diagnostic le plus probable ?

A) Otite moyenne
B) Otite externe aiguë
C) Cérumen impacté
D) Trouble de l'articulation temporo-mandibulaire
E) Douleur référée d'une pharyngite

Réponse : B) Otite externe aiguë

Explication :

Dans ce cas, la patiente présente une douleur à l'oreille gauche, une baignade récente, et un conduit auditif externe érythémateux et gonflé, sensible à la manipulation. Ces signes suggèrent une otite externe aiguë, souvent due à une infection bactérienne après exposition à l'eau. Les autres diagnostics sont moins probables vu la présentation clinique.

A) L'otite moyenne se présente généralement avec une douleur de l'oreille moyenne et peut être associée à des symptômes d'infection des voies respiratoires supérieures, de fièvre, ou de perte auditive.

C) Le cérumen impacté peut causer une douleur à l'oreille, mais est moins probable en présence d'un conduit auditif externe érythémateux et gonflé.

D) Le trouble de l'articulation temporo-mandibulaire se présente souvent avec une douleur à l'oreille, mais il est généralement associé à une douleur ou une dysfonction de la mâchoire et est moins probable dans ce scénario clinique.

E) La douleur référée d'une pharyngite ne causerait généralement pas d'érythème et de gonflement du conduit auditif externe ni de sensibilité à la manipulation du pavillon.

Douleur auriculaire

La douleur auriculaire, ou otalgie, peut être causée par diverses conditions, à la fois primaires et référées. Les causes primaires de l'otalgie proviennent de l'oreille elle-même, telles que l'otite moyenne, l'otite externe, ou le cérumen impacté. Les causes référées incluent les troubles de l'articulation temporo-mandibulaire, la douleur dentaire, et les infections de la gorge. Une prise d'antécédents complète, un examen physique, et des investigations appropriées sont essentiels pour identifier la cause et orienter la prise en charge.

Informations clés :

1. Le diagnostic différentiel de la douleur auriculaire inclut des causes primaires (ex. : otite moyenne, otite externe, cérumen impacté) et des causes référées (ex. : troubles de l'articulation temporo-mandibulaire, douleur dentaire, infections de la gorge).

2. L'évaluation de la douleur auriculaire doit inclure une prise d'antécédents complète, un examen physique, et des investigations appropriées, telles qu'un examen otoscopique, une audiométrie, ou des études d'imagerie si indiqué.

3. La prise en charge de la douleur auriculaire dépend de la cause sous-jacente et peut inclure des analgésiques, des antibiotiques locaux ou

systémiques, le retrait du cérumen, ou une intervention dentaire ou chirurgicale pour certaines conditions (ex. : troubles de l'articulation temporo-mandibulaire).

4. Il est essentiel de reconnaître et de traiter rapidement la cause sous-jacente de la douleur auriculaire, car les cas non traités peuvent entraîner des complications, telles que la perte auditive, la mastoïdite, ou des douleurs chroniques.

Douleur auriculaire

La douleur auriculaire, ou otalgie, peut être causée par diverses conditions, à la fois primaires et référées. Les causes primaires de l'otalgie proviennent de l'oreille elle-même, telles que l'otite moyenne, l'otite externe, ou le cérumen impacté. Les causes référées incluent les troubles de l'articulation temporo-mandibulaire, la douleur dentaire, et les infections de la gorge. Une prise d'antécédents complète, un examen physique, et des investigations appropriées sont essentiels pour identifier la cause et orienter la prise en charge.

Informations clés :

1. Le diagnostic différentiel de la douleur auriculaire inclut des causes primaires (ex. : otite moyenne, otite externe, cérumen impacté) et des causes référées (ex. : troubles de l'articulation temporo-mandibulaire, douleur dentaire, infections de la gorge).

2. L'évaluation de la douleur auriculaire doit inclure une prise d'antécédents complète, un examen physique, et des investigations appropriées, telles qu'un examen otoscopique, une audiométrie, ou des études d'imagerie si indiqué.

3. La prise en charge de la douleur auriculaire dépend de la cause sous-jacente et peut inclure des analgésiques, des antibiotiques locaux ou

systémiques, le retrait du cérumen, ou une intervention dentaire ou chirurgicale pour certaines conditions (ex. : troubles de l'articulation temporo-mandibulaire).

4. Il est essentiel de reconnaître et de traiter rapidement la cause sous-jacente de la douleur auriculaire, car les cas non traités peuvent entraîner des complications, telles que la perte auditive, la mastoïdite, ou des douleurs chroniques.

Question 13

Un homme de 45 ans se présente à la clinique avec une rougeur de l'œil gauche et un écoulement aqueux depuis deux jours. Il nie toute douleur significative, photophobie, ou changement de vision. À l'examen, l'œil gauche est diffusément rouge avec un écoulement clair. L'œil droit est normal. Quel est le diagnostic le plus probable ?

A) Conjonctivite bactérienne
B) Conjonctivite virale
C) Épisclérite
D) Glaucome aigu par fermeture de l'angle
E) Hémorragie sous-conjonctivale

Réponse : B) Conjonctivite virale

Explication :

Dans ce cas, le patient présente une rougeur unilatérale de l'œil, un écoulement aqueux, et aucune douleur significative, photophobie, ou changement de vision. Ces symptômes sont évocateurs d'une conjonctivite virale, qui se manifeste souvent par un écoulement clair et une douleur minimale. Les autres options sont moins probables en fonction de la présentation clinique :

A) La conjonctivite bactérienne se présente généralement avec un écoulement purulent plutôt qu'un écoulement clair et aqueux.

C) L'épisclérite provoque généralement une rougeur localisée de l'œil et une douleur légère, contrairement à la rougeur diffuse observée dans ce cas.

D) Le glaucome aigu par fermeture de l'angle se manifeste par une douleur oculaire sévère, une vision floue, des maux de tête, des nausées, et une pupille fixe et midriatique, qui ne sont pas présents dans ce scénario.

E) L'hémorragie sous-conjonctivale se présenterait comme une zone localisée de sang rouge vif dans l'œil sans écoulement.

Rougeur oculaire

La rougeur de l'œil peut être causée par diverses conditions, y compris la conjonctivite, l'épisclérite, la sclérite, l'hémorragie sous-conjonctivale, et le glaucome aigu par fermeture de l'angle. Une prise d'antécédents complète, un examen physique, et des investigations appropriées sont essentiels pour identifier la cause et orienter la prise en charge.

Informations clés :

1. Le diagnostic différentiel de la rougeur oculaire inclut la conjonctivite (bactérienne, virale, allergique), l'épisclérite, la sclérite, l'hémorragie sous-conjonctivale, et le glaucome aigu par fermeture de l'angle.

2. L'évaluation de la rougeur oculaire doit inclure une prise d'antécédents approfondie, un examen physique, et des investigations appropriées, telles que la mesure de l'acuité visuelle, la mesure de la pression intraoculaire, ou l'examen à la lampe à fente.

3. La prise en charge de la rougeur oculaire dépend de la cause sous-jacente et peut inclure des larmes artificielles, des antibiotiques topiques ou systémiques, des agents anti-inflammatoires, ou une intervention chirurgicale pour certaines conditions (ex. : glaucome aigu par fermeture de l'angle).

4. Il est essentiel de reconnaître et de traiter rapidement la cause sous-jacente de la rougeur oculaire, car les cas non traités peuvent entraîner des complications, telles que la perte de vision, la douleur chronique, ou des lésions cornéennes.

Question 14

Un nourrisson de 12 mois présente une prise de poids insuffisante et est passé en dessous du 5e percentile pour le poids par rapport à l'âge. Les parents rapportent que l'enfant est souvent irritable et a des difficultés à se nourrir. L'enfant n'a pas d'antécédents de maladies chroniques, et les jalons de développement sont appropriés pour son âge. Quelle est l'investigation initiale la plus appropriée ?

A) Numération formule sanguine complète (NFS)
B) Test de la sueur au chlorure
C) Sérologie de la maladie cœliaque
D) Série gastro-intestinale haute
E) Échocardiogramme

Réponse : A) Numération formule sanguine complète (NFS)

Explication :

Dans ce cas, le nourrisson présente une prise de poids insuffisante et de l'irritabilité, ce qui peut indiquer une carence nutritionnelle ou une condition médicale sous-jacente. L'investigation initiale la plus appropriée est une numération formule sanguine complète (NFS), car elle peut fournir des informations importantes sur l'état de santé général de l'enfant et révéler une anémie ou des signes d'infection. Les autres options peuvent être envisagées en fonction du contexte clinique et des résultats initiaux :

B) Le test de la sueur au chlorure serait approprié en cas de suspicion de mucoviscidose, qui peut se présenter par un retard de croissance, des infections respiratoires récurrentes, et une malabsorption. Cependant, ce test ne serait pas le choix initial d'investigation.

C) La sérologie de la maladie cœliaque peut être envisagée en cas de suspicion de maladie cœliaque se manifestant par un retard de croissance et des symptômes gastro-intestinaux, mais ce n'est pas le test initial de choix.

D) La série gastro-intestinale haute est plus appropriée lorsqu'il y a une préoccupation pour des anomalies anatomiques ou une obstruction dans le tractus gastro-intestinal, ce qui ne semble pas être le principal souci dans ce cas.

E) L'échocardiogramme serait indiqué en cas de suspicion de cause cardiaque pour le retard de croissance, telle qu'une cardiopathie congénitale, mais ce n'est pas l'investigation initiale de choix.

Retard staturo-pondéral (chez le nourrisson et l'enfant)

Le retard staturo-pondéral se réfère à une croissance insuffisante ou à l'incapacité de maintenir la croissance, typiquement au début de la petite enfance. Il peut être causé par divers facteurs, y compris un apport calorique insuffisant, une dépense calorique accrue, une malabsorption, ou des conditions médicales sous-jacentes. Une prise d'antécédents complète, un examen physique, et des investigations appropriées sont cruciaux pour identifier la cause et orienter la prise en charge.

Informations clés :

1. Le diagnostic différentiel du retard staturo-pondéral inclut un apport calorique insuffisant (ex. : mauvaise alimentation, régime inapproprié), une dépense calorique accrue (ex. : hyperthyroïdie, cardiopathie congénitale), une malabsorption (ex. : maladie cœliaque, mucoviscidose), ou des conditions médicales sous-jacentes (ex. : infections chroniques, troubles métaboliques).

2. L'évaluation du retard staturo-pondéral doit inclure une prise d'antécédents approfondie, un examen physique, et des investigations appropriées, telles que la NFS, un bilan électrolytique, une analyse

d'urine, et d'autres tests en fonction du contexte clinique.

3. La prise en charge du retard staturo-pondéral dépend de la cause sous-jacente et peut inclure des modifications alimentaires (ex. : augmentation de l'apport calorique, formules spécialisées), des médicaments (ex. : remplacement enzymatique, antibiotiques), ou une intervention chirurgicale pour certaines conditions (ex. : cardiopathie congénitale, obstruction gastro-intestinale).

4. Il est essentiel de reconnaître et de traiter rapidement la cause sous-jacente du retard staturo-pondéral, car les cas non traités peuvent entraîner des complications, telles que des retards de développement, un mauvais fonctionnement cognitif, et des troubles de la croissance à long terme.

Question 15

Une femme de 35 ans se présente à la clinique avec une fatigue persistante depuis 2 mois, qui interfère avec ses activités quotidiennes. Elle nie tout stress récent, troubles du sommeil ou changements d'humeur. Ses antécédents médicaux sont sans particularité et elle ne prend aucun médicament. Elle ne signale pas de perte de poids, ni de changements dans ses habitudes intestinales ou urinaires. À l'examen, ses signes vitaux sont stables, et l'examen physique est normal. Quelle est l'investigation initiale la plus appropriée ?

A) Numération formule sanguine complète (NFS)
B) Dosage de la thyréostimuline (TSH)
C) Glycémie à jeun
D) Électrocardiogramme (ECG)
E) Évaluation psychiatrique

Réponse : A) Numération formule sanguine complète (NFS)

Explication :

Dans ce cas, la patiente présente une fatigue persistante sans facteurs identifiables liés au mode de vie, psychologiques ou liés aux médicaments. L'investigation initiale la plus appropriée est une numération formule sanguine complète (NFS), qui peut fournir des informations importantes sur l'état de santé général de la patiente et révéler une anémie ou des signes d'infection. Les autres options peuvent être envisagées en fonction du contexte clinique et des résultats initiaux :

B) **Le dosage de la TSH** serait approprié en cas de suspicion d'hypothyroïdie, qui peut se manifester par de la fatigue, une intolérance au froid et une prise de poids. Cependant, ce ne serait pas l'investigation initiale de choix.

C) **La glycémie à jeun** peut être envisagée en cas de suspicion de diabète, qui peut se manifester par de la fatigue, une polyurie et une polydipsie, mais ce n'est pas le test initial de choix.

D) **L'électrocardiogramme (ECG)** serait indiqué en cas de suspicion de cause cardiaque pour la fatigue, telle qu'une arythmie ou une ischémie, mais ce n'est pas l'investigation initiale de choix.

E) **L'évaluation psychiatrique** peut être nécessaire en cas de suspicion de trouble psychologique sous-jacent, tel que la dépression ou l'anxiété. Cependant, dans ce cas, la patiente nie tout changement d'humeur ou stress récent, ce qui rend cette option moins probable comme investigation initiale.

Fatigue

La fatigue est une plainte courante avec un large diagnostic différentiel, incluant des facteurs liés au mode de vie (ex. : privation de sommeil, stress), des troubles psychologiques (ex. : dépression, anxiété), des conditions médicales (ex. : anémie, hypothyroïdie, diabète), et des médicaments. Une prise d'antécédents complète, un examen physique, et des investigations appropriées sont cruciaux pour identifier la cause et orienter la prise en charge.

Informations clés :

1. Le diagnostic différentiel de la fatigue inclut des facteurs liés au mode de vie (ex. : privation de sommeil, stress), des troubles psychologiques (ex. : dépression, anxiété), des conditions médicales (ex. : anémie, hypothyroïdie, diabète), et des médicaments.

2. L'évaluation de la fatigue doit inclure une prise d'antécédents approfondie, un examen physique, et des investigations appropriées, telles que la NFS, un bilan électrolytique, le dosage de la TSH, la glycémie à jeun, et d'autres tests selon le contexte clinique.

3. La prise en charge de la fatigue dépend de la cause sous-jacente et peut inclure des modifications du mode de vie (ex. : amélioration de l'hygiène du sommeil, réduction du stress), des médicaments (ex. : antidépresseurs, remplacement hormonal), ou le

traitement des conditions médicales sous-jacentes (ex. : anémie, diabète).

4. Il est essentiel de reconnaître et de traiter rapidement la cause sous-jacente de la fatigue, car les cas non traités peuvent entraîner des complications, telles qu'une diminution de la qualité de vie, une baisse de la performance au travail, et une augmentation de l'utilisation des soins de santé.

Question 16

Un homme de 68 ans se présente à la clinique avec une histoire de 3 mois de démarche instable et de chutes fréquentes. Il nie tout traumatisme crânien récent, fièvre ou faiblesse des membres. Ses antécédents médicaux incluent un diabète de type 2 et une hypertension. À l'examen, il présente une démarche instable avec une base élargie et des difficultés à maintenir l'équilibre. Quelle est la cause la plus probable de sa démarche ataxique ?

A) Accident vasculaire cérébral cérébelleux
B) Neuropathie périphérique diabétique
C) Neuronite vestibulaire
D) Sclérose en plaques
E) Maladie de Parkinson

Réponse : B) Neuropathie périphérique diabétique

Explication :

Dans ce cas, le patient présente une démarche instable avec une base élargie et des antécédents de diabète de type 2. La neuropathie périphérique diabétique est la cause la plus probable de sa démarche ataxique, car il s'agit d'une complication fréquente du diabète qui peut entraîner une perte sensorielle et des problèmes d'équilibre. Les autres options sont moins probables en fonction de la présentation clinique et des antécédents :

A) Un accident vasculaire cérébral cérébelleux pourrait se présenter par une ataxie d'apparition soudaine, des vertiges ou une faiblesse des membres, ce qui n'est pas rapporté dans ce cas.

C) La neuronite vestibulaire se manifeste généralement par des vertiges aigus, sévères, des nausées et des vomissements, qui ne sont pas présents dans ce cas.

D) La sclérose en plaques est moins probable dans cette tranche d'âge et se présente généralement par une évolution rémittente-récurrente des symptômes neurologiques.

E) La maladie de Parkinson se manifeste habituellement par une bradykinésie, une rigidité, et un tremblement de repos, qui ne sont pas rapportés dans ce cas.

Ataxie

L'ataxie désigne des mouvements non coordonnés et instables lors de la marche, qui peuvent être causés par diverses conditions neurologiques. Ces dernières incluent les troubles cérébelleux (ex. : AVC, tumeur, sclérose en plaques), la neuropathie périphérique et les dysfonctionnements vestibulaires. Une prise d'antécédents complète, un examen physique, et des investigations appropriées sont cruciaux pour identifier la cause et orienter la prise en charge.

Informations clés :

1. Le diagnostic différentiel de la démarche ataxique inclut les troubles cérébelleux (ex. : AVC, tumeur, sclérose en plaques), la neuropathie périphérique, et les dysfonctionnements vestibulaires.

2. L'évaluation de la démarche ataxique doit inclure une prise d'antécédents complète, un examen physique, et des investigations appropriées, telles que la neuro-imagerie (CT ou IRM), des études de conduction nerveuse, ou des tests de la fonction vestibulaire.

3. La prise en charge de la démarche ataxique dépend de la cause sous-jacente et peut inclure des médicaments (ex. : anticoagulants pour l'AVC, médicaments immunomodulateurs pour la sclérose en plaques), une physiothérapie, ou une intervention

chirurgicale pour certaines conditions (ex. : tumeur cérébelleuse).

4. Il est essentiel de reconnaître et de traiter rapidement la cause sous-jacente de la démarche ataxique, car les cas non traités peuvent entraîner des complications, telles qu'un risque accru de chutes, une mobilité réduite, et une diminution de la qualité de vie.

Question 17

Un nouveau-né de 2 jours présente des fentes palpébrales obliques vers le haut, un pont nasal plat, et un pli palmaire unique sur les deux mains. Le nourrisson est hypotonique et a des difficultés à se nourrir. Quel est le diagnostic le plus probable ?

A) Syndrome de Down
B) Syndrome de Turner
C) Syndrome d'alcoolisme fœtal
D) Syndrome de l'X fragile
E) Syndrome de Williams

Réponse : A) Syndrome de Down

Explication :

Dans ce cas, le nourrisson présente des fentes palpébrales obliques vers le haut, un pont nasal plat, un pli palmaire unique, une hypotonie, et des difficultés à se nourrir, qui sont des caractéristiques typiques du syndrome de Down. Les autres options sont moins probables en fonction de la présentation clinique :

> **B) Le syndrome de Turner** se présente généralement par une petite taille, un cou palmé, et une dysgénésie gonadique chez les filles, ce qui n'est pas rapporté dans ce cas.
>
> **C) Le syndrome d'alcoolisme fœtal** peut se manifester par des fentes palpébrales courtes, un philtrum lisse, et une lèvre supérieure fine, qui ne sont pas rapportés dans ce cas.
>
> **D) Le syndrome de l'X fragile** se présente souvent par une déficience intellectuelle, un visage allongé, de grandes oreilles, et une macro-orchidie, qui ne sont pas rapportés dans ce cas.
>
> **E) Le syndrome de Williams** se manifeste par des traits faciaux distincts, tels qu'un front large, un iris en étoile, et une large bouche, qui ne sont pas rapportés dans ce cas.

Anomalies Congénitales, Traits Dysmorphiques

Les anomalies congénitales et les traits dysmorphiques peuvent être observés chez les nouveau-nés et les enfants en raison de diverses causes génétiques, environnementales ou multifactorielles. Des exemples incluent le syndrome de Down, le syndrome de Turner, et le syndrome d'alcoolisme fœtal. Une prise d'antécédents complète, un examen physique, et des investigations appropriées sont cruciaux pour identifier la cause et orienter la prise en charge.

Informations clés :

1. Le diagnostic différentiel des anomalies congénitales et des traits dysmorphiques inclut les syndromes génétiques (ex. : syndrome de Down, syndrome de Turner, syndrome de l'X fragile), les causes environnementales (ex. : syndrome d'alcoolisme fœtal), et les conditions multifactorielles (ex. : défauts du tube neural).

2. L'évaluation d'un patient présentant des anomalies congénitales ou des traits dysmorphiques doit inclure une prise d'antécédents complète, un examen physique, et des investigations appropriées, telles que des tests génétiques (ex. : caryotype, microarray chromosomique, séquençage génétique ciblé), ou des études d'imagerie (ex. : échocardiogramme, échographie).

3. La prise en charge des anomalies congénitales ou des traits dysmorphiques dépend de la cause sous-jacente et peut inclure des services d'intervention précoce, des médicaments (ex. : traitement hormonal de remplacement dans le syndrome de Turner), ou une intervention chirurgicale pour certaines conditions (ex. : anomalies cardiaques ou gastro-intestinales dans le syndrome de Down).

4. Il est essentiel de reconnaître et de gérer rapidement la cause sous-jacente des anomalies congénitales ou des traits dysmorphiques, car une intervention précoce peut améliorer les résultats à long terme et la qualité de vie.

Question 18

Un homme de 45 ans se présente à la clinique avec une histoire de 2 mois de soif accrue, de mictions fréquentes et de perte de poids inexpliquée. Son IMC est de 30 kg/m². Quelle est l'investigation initiale la plus appropriée ?

A) Glycémie à jeun
B) Test de tolérance au glucose par voie orale
C) Hémoglobine A1c (HbA1c)
D) Taux de C-peptide
E) Taux d'insuline

Réponse : C) Hémoglobine A1c (HbA1c)

Explication :

Dans ce cas, le patient présente des symptômes classiques de diabète (polyurie, polydipsie, et perte de poids) et a des antécédents familiaux de diabète de type 2. L'investigation initiale la plus appropriée pour diagnostiquer le diabète est le test de l'Hémoglobine A1c (HbA1c), qui reflète les niveaux moyens de glucose sanguin au cours des 2 à 3 derniers mois. Les autres options peuvent être envisagées en fonction du contexte clinique :

A) La glycémie à jeun peut être utilisée pour diagnostiquer le diabète, mais l'HbA1c est généralement préférée car elle reflète le contrôle glycémique à long terme.

B) Le test de tolérance au glucose par voie orale est plus couramment utilisé pendant la grossesse pour diagnostiquer le diabète gestationnel et est moins pratique pour un diagnostic de routine.

D) Le taux de C-peptide peut aider à différencier entre le diabète de type 1 et de type 2 en évaluant la production d'insuline endogène, mais ce n'est pas le test initial de choix.

E) Le taux d'insuline n'est pas typiquement utilisé pour diagnostiquer le diabète, car il ne reflète pas précisément la physiopathologie sous-jacente.

Diabète

Le diabète est un groupe de troubles métaboliques caractérisés par une hyperglycémie prolongée. Les deux principaux types sont le diabète de type 1, causé par une destruction auto-immune des cellules bêta productrices d'insuline, et le diabète de type 2, causé par une résistance à l'insuline et une insuffisance relative en insuline. Les symptômes incluent polyurie, polydipsie, et perte de poids inexpliquée. Une prise d'antécédents complète, un examen physique, et des investigations appropriées sont cruciaux pour le diagnostic et la gestion.

Informations clés :

1. Le diabète peut se présenter avec des symptômes classiques tels que la polyurie, la polydipsie, et la perte de poids inexpliquée, ou peut être asymptomatique et détecté par un dépistage de routine.

2. Les principaux tests diagnostiques pour le diabète sont la glycémie à jeun, le test de tolérance au glucose par voie orale, et l'HbA1c.

3. La gestion du diabète comprend des modifications du mode de vie (ex. : régime, exercice, perte de poids), des agents hypoglycémiants oraux (ex. : metformine, sulfonylurées), et une insulinothérapie.

4. Les complications à long terme du diabète incluent des complications microvasculaires (ex. : rétinopathie, néphropathie, neuropathie) et macrovasculaires (ex. : maladie coronarienne, artériopathie périphérique), qui peuvent être minimisées grâce à un contrôle glycémique optimal et à un dépistage régulier.

Question 19

Une femme de 35 ans se présente à la clinique avec une histoire de 6 heures de céphalée sévère et unilatérale accompagnée de nausées et de photophobie. Elle a des antécédents de céphalées similaires survenant environ une fois par mois depuis un an. Ses signes vitaux sont stables, et son examen physique est normal. Quel est le diagnostic le plus probable ?

A) Migraine
B) Céphalée de tension
C) Céphalée en grappe
D) Hémorragie sous-arachnoïdienne
E) Méningite

Réponse : A) Migraine

Explication :

Dans ce cas, la patiente présente une céphalée sévère et unilatérale, des nausées et une photophobie, qui sont des caractéristiques typiques d'une migraine. Les autres options sont moins probables en fonction de la présentation clinique:

B) Les céphalées de tension sont généralement bilatérales, d'intensité légère à modérée, et décrites comme une sensation de serrement ou de pression, sans nausées ni photophobie.

C) Les céphalées en grappe sont des céphalées sévères et unilatérales souvent accompagnées de symptômes autonomes ipsilatéraux (ex. : larmoiement, congestion nasale, ptose) et d'une durée plus courte (15 minutes à 3 heures), qui ne sont pas rapportés dans ce cas.

D) L'hémorragie sous-arachnoïdienne se présente généralement par une céphalée "coup de tonnerre" d'apparition soudaine, souvent accompagnée de raideur de la nuque ou de troubles de la conscience, qui ne sont pas rapportés dans ce cas.

E) La méningite se présente avec de la fièvre, une céphalée, et une raideur de la nuque, souvent accompagnée de troubles de la conscience, qui ne sont pas rapportés dans ce cas.

Céphalée

Les céphalées sont une plainte courante avec un large diagnostic différentiel, incluant les troubles primaires de céphalée (ex. : céphalée de tension, migraine, céphalée en grappe) et les causes secondaires (ex. : hémorragie intracrânienne, méningite, tumeur cérébrale). Une prise d'antécédents complète, un examen physique, et des investigations appropriées sont cruciaux pour identifier la cause et orienter la prise en charge.

Informations clés :

1. Le diagnostic différentiel des céphalées inclut les troubles primaires de céphalée (ex. : céphalée de tension, migraine, céphalée en grappe) et les causes secondaires (ex. : hémorragie intracrânienne, méningite, tumeur cérébrale).

2. L'évaluation d'une céphalée doit inclure une prise d'antécédents approfondie, un examen physique, et des investigations appropriées, telles que la neuro-imagerie (CT ou IRM), la ponction lombaire, ou des analyses de sang, en fonction du contexte clinique.

3. La prise en charge des céphalées dépend de la cause sous-jacente et peut inclure des modifications du mode de vie (ex. : réduction du stress, hygiène du sommeil), des médicaments (ex. : analgésiques, triptans, thérapie préventive), ou le traitement des conditions médicales sous-jacentes (ex. :

antibiotiques pour la méningite, chirurgie pour l'hémorragie intracrânienne).

4. Il est essentiel de reconnaître et de traiter rapidement la cause sous-jacente d'une céphalée, car les cas non traités peuvent entraîner des complications, telles que la douleur chronique, l'incapacité, et une augmentation de l'utilisation des soins de santé.

Question 20

Une femme de 60 ans se présente à la clinique avec une perte auditive bilatérale progressive depuis 6 mois. Elle nie tout antécédent d'infections de l'oreille, de traumatisme crânien, ou d'exposition au bruit. L'examen otoscopique révèle des membranes tympaniques normales, et le test de Weber se latéralise vers l'oreille droite. Quelle est la cause la plus probable de sa perte auditive ?

A) Perte auditive conductrice due à une otosclérose
B) Perte auditive neurosensorielle due à la presbyacousie
C) Perte auditive conductrice due à un cérumen impacté
D) Perte auditive neurosensorielle due à un neurinome de l'acoustique
E) Perte auditive conductrice due à une perforation de la membrane tympanique

Réponse : B) Perte auditive neurosensorielle due à la presbyacousie

Explication :

Dans ce cas, la patiente présente une perte auditive bilatérale progressive sans antécédents d'infections de l'oreille, de traumatisme crânien ou d'exposition au bruit. La cause la plus probable de sa perte auditive est une perte auditive neurosensorielle due à la presbyacousie, qui est une perte auditive liée à l'âge. Les autres options sont moins probables en fonction de la présentation clinique :

A) L'otosclérose se présente généralement par une perte auditive conductrice et ne provoquerait pas une latéralisation du test de Weber vers l'oreille droite.

C) Un cérumen impacté provoquerait une perte auditive conductrice et serait probablement visible lors de l'examen otoscopique, qui a été rapporté comme normal.

D) Un neurinome de l'acoustique se présente typiquement par une perte auditive neurosensorielle unilatérale et peut être associé à des acouphènes ou des vertiges.

E) Une perforation de la membrane tympanique provoquerait une perte auditive conductrice et serait visible lors de l'examen otoscopique, qui a été rapporté comme normal.

Perte auditive

La perte auditive peut être classée en deux grandes catégories : la perte auditive conductrice et la perte auditive neurosensorielle. La perte auditive conductrice résulte d'une perturbation de la transmission du son à travers l'oreille externe ou moyenne, tandis que la perte auditive neurosensorielle est due à des dommages ou un dysfonctionnement de l'oreille interne ou du nerf auditif. Une prise d'antécédents complète, un examen physique, et des investigations appropriées sont cruciaux pour identifier la cause et orienter la prise en charge.

Informations clés :

1. Le diagnostic différentiel de la perte auditive inclut les causes conductrices (ex. : cérumen impacté, otosclérose, perforation de la membrane tympanique) et les causes neurosensorielles (ex. : presbyacousie, perte auditive induite par le bruit, neurinome de l'acoustique).

2. L'évaluation de la perte auditive doit inclure une prise d'antécédents complète, un examen physique (y compris l'otoscopie et les tests au diapason), et des investigations appropriées, telles que l'audiométrie ou des études d'imagerie (ex. : CT ou IRM).

3. La prise en charge de la perte auditive dépend de la cause sous-jacente et peut inclure des interventions

médicales (ex. : antibiotiques pour l'otite moyenne, stéroïdes pour la perte auditive neurosensorielle soudaine), des traitements chirurgicaux (ex. : stapédectomie pour l'otosclérose, tympanoplastie pour la perforation de la membrane tympanique), ou des dispositifs d'assistance (ex. : aides auditives, implants cochléaires).

4. Il est essentiel de reconnaître et de traiter rapidement la cause sous-jacente de la perte auditive, car les cas non traités peuvent entraîner des complications, telles qu'une communication altérée, un isolement social, et une diminution de la qualité de vie.

Question 21

Une femme de 32 ans se présente à la clinique avec une histoire de 3 mois de fatigue, de pâleur, et de faiblesse. Sa numération formule sanguine (NFS) révèle une hémoglobine de 95 g/L, un volume globulaire moyen (VGM) de 78 fL, et des comptes normaux de plaquettes et de globules blancs. Elle est par ailleurs en bonne santé. Quelle est la cause la plus probable de son anémie ?

A) Anémie ferriprive
B) Anémie due à une carence en vitamine B12
C) Anémie hémolytique
D) Anémie de maladie chronique
E) Anémie aplastique

Réponse : A) Anémie ferriprive

Explication :

Dans ce cas, la patiente présente de la fatigue, de la pâleur, et de la faiblesse, avec une hémoglobine basse et un VGM bas, ce qui suggère une anémie microcytaire. La cause la plus probable de son anémie est une anémie ferriprive. Les autres options sont moins probables en fonction de la présentation clinique :

> **B) L'anémie due à une carence en vitamine B12** se présente généralement par une anémie macrocytaire (VGM élevé) et peut être associée à des symptômes neurologiques, qui ne sont pas rapportés dans ce cas.
>
> **C) L'anémie hémolytique** se présente généralement par des signes d'hémolyse (ex. : jaunisse, urine foncée) et une augmentation du compte réticulocytaire, qui ne sont pas rapportés dans ce cas.
>
> **D) L'anémie de maladie chronique** peut se présenter par une anémie normocytaire ou microcytaire, mais elle est généralement associée à une maladie inflammatoire, infectieuse, ou néoplasique sous-jacente, ce qui n'est pas rapporté dans ce cas.
>
> **E) L'anémie aplastique** se caractérise par une pancytopénie (baisse des globules rouges, globules blancs, et plaquettes), ce qui n'est pas rapporté dans ce cas.

Anémie

L'anémie est une condition caractérisée par une diminution du nombre de globules rouges circulants, de la concentration d'hémoglobine, ou des deux, entraînant une réduction de la capacité de transport d'oxygène. Les causes de l'anémie peuvent être classées en trois grandes catégories : perte de sang, diminution de la production de globules rouges, et augmentation de la destruction des globules rouges (hémolyse). Une prise d'antécédents complète, un examen physique, et des investigations appropriées sont cruciaux pour identifier la cause et orienter la prise en charge.

Informations clés :

1. Le diagnostic différentiel de l'anémie inclut la perte de sang (ex. : saignement gastro-intestinal, saignement menstruel abondant), la diminution de la production de globules rouges (ex. : carence en fer, carence en vitamine B12, anémie de maladie chronique), et l'augmentation de la destruction des globules rouges (ex. : anémie hémolytique, drépanocytose).

2. L'évaluation de l'anémie doit inclure une prise d'antécédents approfondie, un examen physique, et des investigations appropriées, telles que la numération formule sanguine (NFS), le compte des réticulocytes, le frottis sanguin, et des tests

supplémentaires en fonction de l'étiologie suspectée (ex. : bilan martial, niveaux de vitamine B12 et folate, électrophorèse de l'hémoglobine).

3. La prise en charge de l'anémie dépend de la cause sous-jacente et peut inclure une supplémentation en fer pour l'anémie ferriprive, une supplémentation en vitamine B12 ou en folate pour les anémies par carence, des transfusions sanguines pour les anémies sévères, ou le traitement des conditions médicales sous-jacentes (ex. : antibiotiques pour l'infection, chimiothérapie pour la malignité).

4. Il est essentiel de reconnaître et de traiter rapidement la cause sous-jacente de l'anémie, car les cas non traités peuvent entraîner des complications, telles que la diminution de la capacité de transport d'oxygène, une altération de la fonction des organes, et une augmentation de l'utilisation des soins de santé.

Question 22

Un homme de 45 ans se présente à la clinique avec une histoire de 2 mois de difficulté à trouver les mots et à former des phrases. Il nie tout antécédent de traumatisme crânien ou de perte auditive. Son discours est lent et laborieux, avec des pauses fréquentes, et il a des difficultés à comprendre les phrases complexes. Quel est le diagnostic le plus probable ?

A) Aphasie expressive (aphasie de Broca)
B) Aphasie réceptive (aphasie de Wernicke)
C) Dysarthrie
D) Bégaiement
E) Apraxie de la parole

Réponse : A) Aphasie expressive (aphasie de Broca)

Explication :

Dans ce cas, le patient présente des difficultés à trouver les mots et à former des phrases, un discours lent et laborieux avec des pauses fréquentes, ainsi que des difficultés à comprendre des phrases complexes. Ces symptômes sont évocateurs d'une aphasie expressive (aphasie de Broca). Les autres options sont moins probables en fonction de la présentation clinique :

- **B) L'aphasie réceptive (aphasie de Wernicke)** se caractérise par un discours fluide avec une compréhension altérée et souvent des erreurs paraphasiques ou incohérentes, ce qui n'est pas rapporté dans ce cas.

- **C) La dysarthrie** fait référence à un trouble moteur de la parole causé par une faiblesse musculaire, une lenteur ou une incoordination, et se manifeste généralement par une articulation brouillée ou imprécise, ce qui n'est pas rapporté dans ce cas.

- **D) Le bégaiement** est un trouble de la fluence caractérisé par des perturbations involontaires du flux de la parole, telles que des répétitions, des prolongations ou des blocages, ce qui n'est pas rapporté dans ce cas.

- **E) L'apraxie de la parole** est un trouble moteur de la parole causé par des difficultés à planifier et coordonner les mouvements nécessaires à la parole, souvent associé à un discours lent et laborieux avec des erreurs incohérentes, mais sans difficulté de compréhension.

Troubles du langage et de la parole

Les troubles du langage et de la parole peuvent se manifester de diverses manières, telles que des difficultés d'articulation, de fluence, de voix, ou de compréhension et d'utilisation du langage. Ces troubles peuvent être développementaux, acquis, ou associés à des conditions neurologiques. Une prise d'antécédents complète, un examen physique, et des investigations appropriées sont cruciaux pour identifier la cause et orienter la prise en charge.

Informations clés :

1. Le diagnostic différentiel des troubles du langage et de la parole inclut l'aphasie (ex. : expressive, réceptive), les troubles moteurs de la parole (ex. : dysarthrie, apraxie de la parole), les troubles de la fluence (ex. : bégaiement, bégayage), et les troubles de la voix (ex. : paralysie des cordes vocales, dysphonie spasmodique).

2. L'évaluation des troubles du langage et de la parole doit inclure une prise d'antécédents complète, un examen physique (y compris un examen neurologique), et des investigations appropriées, telles que la neuro-imagerie (CT ou IRM), l'audiométrie, ou une référence à un orthophoniste.

3. La prise en charge des troubles du langage et de la parole dépend de la cause sous-jacente et peut

inclure une orthophonie, des traitements pharmacologiques (ex. : pour les conditions neurologiques sous-jacentes), des interventions chirurgicales (ex. : pour la paralysie des cordes vocales), ou des dispositifs d'assistance (ex. : dispositifs de communication augmentative et alternative).

4. Il est essentiel de reconnaître et de traiter rapidement la cause sous-jacente des troubles du langage et de la parole, car les cas non traités peuvent entraîner des complications, telles qu'une communication altérée, un isolement social, et une diminution de la qualité de vie.

Question 23

Un homme de 65 ans avec des antécédents de bronchopneumopathie chronique obstructive (BPCO) se présente au service des urgences avec une dyspnée aiguë et de la confusion. Les résultats de son gaz du sang artériel (GSA) sont les suivants : pH 7,28, PaCO2 60 mmHg, HCO3- 30 mmol/L, et PaO2 65 mmHg. Quel est le diagnostic le plus probable ?

A) Acidose respiratoire avec compensation métabolique
B) Alcalose respiratoire avec compensation métabolique
C) Acidose métabolique avec compensation respiratoire
D) Alcalose métabolique avec compensation respiratoire
E) Acidose mixte respiratoire et métabolique

Réponse : A) Acidose respiratoire avec compensation métabolique

Explication :

Dans ce cas, le patient présente une dyspnée aiguë, de la confusion, un pH bas (7,28), une PaCO2 élevée (60 mmHg), et un HCO3- élevé (30 mmol/L). Ces résultats sont évocateurs d'une acidose respiratoire avec compensation métabolique. Les autres options sont moins probables en fonction de la présentation clinique et des résultats du GSA :

- **B) L'alcalose respiratoire avec compensation métabolique** se présenterait avec un pH élevé et une PaCO2 basse, ce qui n'est pas observé dans ce cas.

- **C) L'acidose métabolique avec compensation respiratoire** se présenterait avec un pH bas, un HCO3- bas, et une PaCO2 basse, ce qui n'est pas observé dans ce cas.

- **D) L'alcalose métabolique avec compensation respiratoire** se présenterait avec un pH élevé, un HCO3- élevé, et une PaCO2 élevée, ce qui n'est pas observé dans ce cas.

- **E) L'acidose mixte respiratoire et métabolique** se présenterait avec un pH bas, une PaCO2 élevée, et un HCO3- bas, ce qui n'est pas observé dans ce cas.

Troubles acido-basiques

Les troubles acido-basiques sont des perturbations de l'équilibre entre la production et l'élimination des acides et des bases dans l'organisme, entraînant des modifications du pH sanguin. Ils peuvent être classés en quatre catégories principales : acidose respiratoire, alcalose respiratoire, acidose métabolique, et alcalose métabolique. Une prise d'antécédents complète, un examen physique, et des investigations appropriées sont cruciaux pour identifier la cause et orienter la prise en charge.

Informations clés :

1. Le diagnostic différentiel des troubles acido-basiques inclut l'acidose respiratoire (ex. : exacerbation de la BPCO, obstruction des voies respiratoires), l'alcalose respiratoire (ex. : hyperventilation, insuffisance hépatique), l'acidose métabolique (ex. : acidose lactique, acidocétose diabétique), et l'alcalose métabolique (ex. : vomissements, usage de diurétiques).

2. L'évaluation des troubles acido-basiques doit inclure une prise d'antécédents complète, un examen physique, et des investigations appropriées, telles que l'analyse des gaz du sang artériel (GSA), les électrolytes, et l'évaluation des conditions médicales sous-jacentes.

3. La prise en charge des troubles acido-basiques dépend de la cause sous-jacente et peut inclure le traitement de la condition médicale primaire (ex. : bronchodilatateurs pour l'exacerbation de la BPCO, insuline pour l'acidocétose diabétique), la correction des déséquilibres électrolytiques, ou l'ajustement de la ventilation du patient (ex. : oxygénothérapie, ventilation mécanique).

4. Il est essentiel de reconnaître et de traiter rapidement la cause sous-jacente des troubles acido-basiques, car les cas non traités peuvent entraîner des complications, telles qu'une altération de la fonction des organes, des troubles de l'état mental, et une instabilité cardiovasculaire.

Question 24

Une femme de 55 ans se présente à la clinique avec une histoire de 6 mois de fuites urinaires involontaires. Elle rapporte que les fuites se produisent lorsqu'elle tousse, éternue ou fait de l'exercice. Elle nie toute urgence, fréquence ou nycturie. Quel est le diagnostic le plus probable parmi les suivants ?

A) Incontinence urinaire d'effort

B) Incontinence par impériosité

C) Incontinence par regorgement

D) Incontinence fonctionnelle

E) Incontinence mixte

Réponse : A) Incontinence urinaire d'effort

Explication :

Dans ce cas, la patiente présente des fuites urinaires involontaires lors de la toux, de l'éternuement ou de l'exercice, sans symptômes d'urgence, de fréquence ou de nycturie. Ces éléments sont suggestifs d'une incontinence urinaire d'effort. Les autres options sont moins probables selon la présentation clinique :

B) **L'incontinence par impériosité** se caractérise par un besoin soudain et intense d'uriner, suivi de fuites urinaires involontaires, ce qui n'est pas rapporté dans ce cas.

C) **L'incontinence par regorgement** survient lorsque la vessie ne se vide pas complètement et peut se manifester par un écoulement goutte à goutte, une hésitation ou un jet urinaire faible, ce qui n'est pas rapporté dans ce cas.

D) **L'incontinence fonctionnelle** est liée à une incapacité à atteindre les toilettes à temps en raison d'une déficience physique ou cognitive, ce qui n'est pas rapporté dans ce cas.

E) **L'incontinence mixte** comporte des caractéristiques d'incontinence d'effort et par impériosité, ce qui n'est pas rapporté dans ce cas.

Incontinence

L'incontinence urinaire est la perte involontaire d'urine et peut être classée en plusieurs types, notamment l'incontinence d'effort, l'incontinence par impériosité, l'incontinence par regorgement, l'incontinence fonctionnelle et l'incontinence mixte. Une anamnèse appropriée, un examen physique et des investigations sont essentiels pour identifier la cause et orienter la prise en charge.

Informations Clés :

1. Le diagnostic différentiel de l'incontinence urinaire comprend l'incontinence d'effort (par exemple, muscles du plancher pelvien affaiblis, obésité), l'incontinence par impériosité (par exemple, vessie hyperactive, infection urinaire), l'incontinence par regorgement (par exemple, obstruction de la sortie vésicale, vessie neurogène), l'incontinence fonctionnelle (par exemple, déficience de la mobilité, déficience cognitive) et l'incontinence mixte.

2. L'évaluation de l'incontinence urinaire doit inclure une anamnèse approfondie, un examen physique et des investigations appropriées, telles qu'une analyse d'urine, une mesure du résidu post-mictionnel, des tests urodynamiques ou une cystoscopie, selon l'étiologie suspectée.

3. La prise en charge de l'incontinence urinaire dépend de la cause sous-jacente et peut inclure des modifications du mode de vie (par exemple, perte de poids, gestion des fluides), des exercices des muscles du plancher pelvien (par exemple, exercices de Kegel), des traitements pharmacologiques (par exemple, antimuscariniques, agonistes bêta-3) ou des interventions chirurgicales (par exemple, procédures de bandelette, sphincter urinaire artificiel).

4. Il est essentiel de reconnaître et de traiter rapidement la cause sous-jacente de l'incontinence urinaire, car les cas non traités peuvent entraîner des complications, telles qu'une diminution de la qualité de vie, une isolation sociale et une augmentation de l'utilisation des soins de santé.

Question 25

Un homme de 68 ans avec des antécédents de diabète se présente à la clinique avec une histoire d'un an de pertes involontaires de selles. Il rapporte qu'il est incapable de retenir les selles jusqu'à ce qu'il atteigne les toilettes, et l'incontinence se produit avec des selles solides et liquides. Il nie toute constipation ou diarrhée significative. Quel est le diagnostic le plus probable ?

A) Faiblesse du sphincter
B) Prolapsus rectal
C) Intestin neurogène
D) Maladie inflammatoire de l'intestin
E) Fécalome

Réponse : C) Intestin neurogène

Explication :

Dans ce cas, le patient présente une perte involontaire de selles et des antécédents de diabète, sans constipation ou diarrhée significative. Ces symptômes sont évocateurs d'un intestin neurogène en raison d'une neuropathie diabétique. Les autres options sont moins probables en fonction de la présentation clinique :

A) La faiblesse du sphincter peut provoquer une incontinence fécale, mais elle se présente généralement avec des antécédents de traumatismes obstétricaux, de chirurgie anale, ou d'affaiblissement progressif du sphincter anal, ce qui n'est pas rapporté dans ce cas.

B) Le prolapsus rectal peut entraîner une incontinence fécale, mais il est généralement associé à une protrusion visible du tissu rectal à travers l'anus, ce qui n'est pas rapporté dans ce cas.

D) La maladie inflammatoire de l'intestin peut causer une incontinence fécale, en particulier en cas de diarrhée sévère ou d'inflammation rectale, mais le patient nie toute diarrhée significative.

E) Le fécalome peut entraîner une incontinence par regorgement, mais il est généralement associé à des antécédents de constipation chronique, ce qui n'est pas rapporté dans ce cas.

Incontinence fécale

L'incontinence fécale est la perte involontaire de selles et peut résulter de diverses causes, telles que la faiblesse musculaire, les lésions nerveuses, la constipation, la diarrhée ou des anomalies anatomiques. Une prise d'antécédents complète, un examen physique, et des investigations appropriées sont cruciaux pour identifier la cause et orienter la prise en charge.

Informations clés :

1. Le diagnostic différentiel de l'incontinence fécale inclut la faiblesse musculaire (ex. : faiblesse du sphincter, dysfonctionnement du plancher pelvien), les lésions nerveuses (ex. : intestin neurogène, lésion de la moelle épinière), la constipation (ex. : fécalome), la diarrhée (ex. : syndrome du côlon irritable, maladie inflammatoire de l'intestin), et les anomalies anatomiques (ex. : prolapsus rectal, rectocèle).

2. L'évaluation de l'incontinence fécale doit inclure une prise d'antécédents complète, un examen physique (y compris un examen rectal), et des investigations appropriées, telles que la manométrie anale, l'échographie endoanale, la défécographie ou la coloscopie, en fonction de l'étiologie suspectée.

3. La prise en charge de l'incontinence fécale dépend de la cause sous-jacente et peut inclure des

modifications du mode de vie (ex. : changements alimentaires, formation à l'habitude intestinale), des exercices des muscles du plancher pelvien (ex. : biofeedback), des traitements pharmacologiques (ex.: antidiarrhéiques, laxatifs), ou des interventions chirurgicales (ex. : sphinctéroplastie, stimulation du nerf sacré).

4. Il est essentiel de reconnaître et de traiter rapidement la cause sous-jacente de l'incontinence fécale, car les cas non traités peuvent entraîner des complications, telles qu'une diminution de la qualité de vie, un isolement social, et des lésions cutanées.

Question 26

Un nouveau-né à terme âgé de 2 semaines se présente avec une jaunisse. La mère a eu une grossesse et un accouchement sans complications. Le nouveau-né est bien allaité et a un poids normal. Les résultats de laboratoire révèlent une bilirubine totale de 10 mg/dL et une bilirubine directe de 4 mg/dL. Quel est le diagnostic le plus probable ?

A) Ictère physiologique
B) Ictère au lait maternel
C) Maladie hémolytique du nouveau-né
D) Atrésie biliaire
E) Syndrome de Crigler-Najjar

Réponse : D) Atrésie biliaire

Explication :

Dans ce cas, le nouveau-né de 2 semaines présente une jaunisse et un niveau élevé de bilirubine directe (4 mg/dL). Ces symptômes sont évocateurs d'une atrésie biliaire, qui est une condition congénitale caractérisée par l'absence ou l'obstruction des canaux biliaires. Les autres options sont moins probables en fonction de la présentation clinique :

> **A) L'ictère physiologique** atteint généralement un pic entre le 2e et le 4e jour de vie et disparaît au cours de la première semaine, ce qui le rend moins probable chez un nouveau-né de 2 semaines.

> **B) L'ictère au lait maternel** peut se manifester après la première semaine de vie ; cependant, il est généralement associé à une hyperbilirubinémie prédominante non conjuguée, ce qui n'est pas le cas ici.

> **C) La maladie hémolytique du nouveau-né** se manifeste souvent plus tôt et est généralement associée à une élévation plus significative de la bilirubine totale et à des signes d'hémolyse, ce qui n'est pas rapporté dans ce cas.

> **E) Le syndrome de Crigler-Najjar** est un trouble génétique rare qui se manifeste par des niveaux très élevés de bilirubine non conjuguée, ce qui n'est pas observé dans ce cas.

Question 26

Un nouveau-né à terme âgé de 2 semaines se présente avec une jaunisse. La mère a eu une grossesse et un accouchement sans complications. Le nouveau-né est bien allaité et a un poids normal. Les résultats de laboratoire révèlent une bilirubine totale de 10 mg/dL et une bilirubine directe de 4 mg/dL. Quel est le diagnostic le plus probable ?

A) Ictère physiologique
B) Ictère au lait maternel
C) Maladie hémolytique du nouveau-né
D) Atrésie biliaire
E) Syndrome de Crigler-Najjar

Réponse : D) Atrésie biliaire

Explication :

Dans ce cas, le nouveau-né de 2 semaines présente une jaunisse et un niveau élevé de bilirubine directe (4 mg/dL). Ces symptômes sont évocateurs d'une atrésie biliaire, qui est une condition congénitale caractérisée par l'absence ou l'obstruction des canaux biliaires. Les autres options sont moins probables en fonction de la présentation clinique :

A) L'ictère physiologique atteint généralement un pic entre le 2e et le 4e jour de vie et disparaît au cours de la première semaine, ce qui le rend moins probable chez un nouveau-né de 2 semaines.

B) L'ictère au lait maternel peut se manifester après la première semaine de vie ; cependant, il est généralement associé à une hyperbilirubinémie prédominante non conjuguée, ce qui n'est pas le cas ici.

C) La maladie hémolytique du nouveau-né se manifeste souvent plus tôt et est généralement associée à une élévation plus significative de la bilirubine totale et à des signes d'hémolyse, ce qui n'est pas rapporté dans ce cas.

E) Le syndrome de Crigler-Najjar est un trouble génétique rare qui se manifeste par des niveaux très élevés de bilirubine non conjuguée, ce qui n'est pas observé dans ce cas.

Ictère néonatal

L'ictère néonatal est le jaunissement de la peau et des yeux d'un nouveau-né en raison de l'élévation des niveaux de bilirubine. Il peut être physiologique ou pathologique. L'ictère physiologique est une condition courante, généralement bénigne, qui se résout d'elle-même. L'ictère pathologique, cependant, peut être causé par divers facteurs tels que l'hémolyse, l'infection ou des troubles métaboliques, et peut nécessiter une intervention.

Informations clés :

1. Le diagnostic différentiel de l'ictère néonatal inclut l'ictère physiologique, l'ictère au lait maternel, la maladie hémolytique du nouveau-né (ex. : incompatibilité Rh, incompatibilité ABO), l'infection (ex. : sepsis, infection congénitale), et les troubles métaboliques ou génétiques (ex. : syndrome de Crigler-Najjar, galactosémie).

2. L'évaluation de l'ictère néonatal doit inclure une prise d'antécédents complète, un examen physique, et des investigations appropriées, telles que les niveaux de bilirubine (totale et directe), le groupe sanguin et le test de Coombs, la numération formule sanguine complète, et les tests de fonction hépatique, en fonction de l'étiologie suspectée.

3. La prise en charge de l'ictère néonatal dépend de la cause sous-jacente et peut inclure la photothérapie

pour l'ictère physiologique ou les cas plus graves, l'échange transfusionnel pour la maladie hémolytique sévère, ou des traitements spécifiques pour les infections ou les troubles métaboliques.

4. Il est essentiel de reconnaître et de traiter rapidement la cause sous-jacente de l'ictère néonatal, car les cas non traités peuvent entraîner des complications, telles que le kernictère, une forme de lésion cérébrale causée par des niveaux excessifs de bilirubine.

Question 27

Une femme de 45 ans se présente avec une douleur au cou depuis deux semaines. La douleur est localisée du côté gauche de son cou, aggravée par les mouvements, et associée à des engourdissements et des picotements dans son bras gauche. Elle nie tout traumatisme récent, fièvre ou perte de poids. Quel est le diagnostic le plus probable ?

A) Entorse cervicale
B) Radiculopathie cervicale
C) Spondylose cervicale
D) Méningite
E) Tumeur métastatique de la colonne vertébrale

Réponse : B) Radiculopathie cervicale

Explication :

Dans ce cas, la patiente présente une douleur cervicale aggravée par les mouvements, avec engourdissements et picotements dans le bras gauche. Ces symptômes suggèrent une radiculopathie cervicale due à la compression ou l'irritation d'une racine nerveuse. Les autres options sont moins probables vu la présentation clinique.

A) L'entorse cervicale peut causer des douleurs au cou, mais elle n'est généralement pas associée à des engourdissements et des picotements dans le bras.

C) La spondylose cervicale peut entraîner des douleurs au cou et des symptômes radiculaires, mais elle est plus courante chez les personnes âgées et se présente généralement avec une évolution plus chronique.

D) La méningite se manifesterait par de la fièvre, des maux de tête, et une raideur de la nuque, ce qui n'est pas rapporté dans ce cas.

E) Une tumeur métastatique de la colonne vertébrale peut causer des douleurs au cou, mais elle serait associée à d'autres symptômes systémiques tels que la perte de poids, des sueurs nocturnes, ou des antécédents connus de malignité, ce qui n'est pas mentionné dans ce cas.

Douleur cervicale

La douleur cervicale est une plainte courante et peut résulter de diverses causes, telles que la fatigue musculaire, la radiculopathie cervicale, la spondylose cervicale, ou, plus rarement, des conditions graves comme l'infection ou la malignité. Une prise d'antécédents complète, un examen physique, et des investigations appropriées sont cruciaux pour identifier la cause et orienter la prise en charge.

Informations clés :

1. Le diagnostic différentiel de la douleur cervicale inclut la fatigue musculaire, la radiculopathie cervicale, la spondylose cervicale, l'infection (ex. : méningite, ostéomyélite vertébrale), la malignité (ex. : tumeur spinale primaire ou métastatique), et d'autres causes moins courantes.

2. L'évaluation de la douleur cervicale doit inclure une prise d'antécédents complète, un examen physique (y compris un examen neurologique), et des investigations appropriées, telles que l'imagerie (ex. : radiographie, IRM ou CT), en fonction de l'étiologie suspectée.

3. La prise en charge de la douleur cervicale dépend de la cause sous-jacente et peut inclure des mesures conservatrices (ex. : analgésiques, physiothérapie), des traitements pharmacologiques (ex. : anti-inflammatoires non stéroïdiens, relaxants

musculaires), ou des interventions chirurgicales pour les cas plus graves ou des étiologies spécifiques (ex. : décompression spinale pour la radiculopathie).

4. Il est essentiel de reconnaître et de traiter rapidement la cause sous-jacente de la douleur cervicale, car les cas non traités peuvent entraîner des complications, telles que la douleur chronique, l'incapacité ou les déficits neurologiques.

Question 28

Une femme de 55 ans se présente avec une histoire de 6 mois de douleurs articulaires généralisées impliquant ses mains, poignets et genoux. Elle rapporte une raideur matinale durant environ une heure, et la douleur est quelque peu soulagée par le mouvement. À l'examen physique, vous observez un gonflement articulaire symétrique et une sensibilité au niveau de ses mains et poignets. Quelle est l'investigation initiale la plus appropriée pour aider à confirmer le diagnostic ?

A) Radiographies simples des articulations affectées
B) Vitesse de sédimentation des érythrocytes (VS)
C) Anticorps anti-peptide cyclique citrulliné (anti-CCP)
D) Protéine C-réactive (CRP)
E) Numération formule sanguine complète (NFS)

Réponse : C) Anticorps anti-peptide cyclique citrulliné (anti-CCP)

Explication :

Dans ce cas, la patiente présente une histoire et un examen physique suggérant une maladie articulaire inflammatoire, telle que la polyarthrite rhumatoïde. L'investigation initiale la plus spécifique pour la polyarthrite rhumatoïde est le test des anticorps anti-CCP, car il a une haute spécificité pour cette maladie.

A) Les radiographies simples des articulations affectées peuvent être utiles pour évaluer les dommages articulaires, mais elles ne sont pas spécifiques pour diagnostiquer les maladies articulaires inflammatoires.

B) La VS peut être élevée dans les conditions inflammatoires, mais c'est un marqueur non spécifique de l'inflammation.

D) La CRP est un autre marqueur non spécifique de l'inflammation et peut être élevée dans diverses conditions.

E) La NFS peut fournir des informations sur l'état de santé général de la patiente, mais elle n'est pas spécifique pour diagnostiquer la polyarthrite rhumatoïde.

Polyarthralgie (Douleur dans plus de 4 articulations)

La polyarthralgie, ou douleur dans plus de quatre articulations, peut être un symptôme de diverses maladies sous-jacentes, incluant des troubles inflammatoires, mécaniques, ou non articulaires. Un diagnostic et un traitement précoces sont essentiels pour gérer ces conditions et prévenir les complications telles que la douleur chronique, l'incapacité ou la perte de fonction.

Informations clés :

1. Le diagnostic différentiel de la polyarthralgie inclut les maladies articulaires inflammatoires (ex. : polyarthrite rhumatoïde, polyarthrite juvénile), les maladies articulaires mécaniques (ex. : ostéoarthrite), et les maladies non articulaires (ex. : fibromyalgie, polymyalgia rheumatica).

2. Les composantes clés de l'évaluation de la polyarthralgie incluent la détermination si la douleur est articulaire ou non articulaire, l'évaluation de l'impact sur la fonction, et l'identification des caractéristiques supplémentaires qui peuvent aider à établir un diagnostic plus définitif.

3. Les investigations importantes pour la polyarthralgie peuvent inclure des tests de laboratoire (ex. : VS, CRP, anticorps anti-CCP, facteur rhumatoïde), des

études d'imagerie (ex. : radiographies, IRM, ou échographie), et, dans certains cas, une aspiration articulaire.

4. La prise en charge de la polyarthralgie dépend de la cause sous-jacente et peut impliquer un traitement immédiat des conditions urgentes (ex. : corticostéroïdes à haute dose pour la polymyalgia rheumatica), un traitement symptomatique et de soutien (ex. : anti-inflammatoires non stéroïdiens), des références appropriées pour des soins spécialisés (ex. : rhumatologie, physiothérapie), et des conseils sur le retour aux activités.

Question 29

Un homme de 45 ans se présente avec de la fatigue, un léger inconfort abdominal et une jaunisse. Ses tests de la fonction hépatique montrent des niveaux élevés d'alanine aminotransférase (ALT) et d'aspartate aminotransférase (AST), avec un schéma principalement hépatocellulaire. Quelle investigation devrait être réalisée en PREMIER pour déterminer la cause sous-jacente de ses tests de la fonction hépatique anormaux ?

A) Échographie abdominale
B) Sérologie des hépatites virales
C) Profil de coagulation
D) Anticorps anti-muscle lisse
E) Céruloplasmine sérique

Réponse : B) Sérologie des hépatites virales

Explication :

Dans ce cas, le patient présente des symptômes et un schéma hépatocellulaire de lésion hépatique, ce qui suggère l'hépatite virale comme cause sous-jacente potentielle. Par conséquent, l'investigation initiale à réaliser devrait être la sérologie des hépatites virales, incluant l'hépatite A, B et C.

A) L'échographie abdominale est un outil diagnostique important pour évaluer les maladies du foie, mais elle devrait être réalisée après la sérologie, car elle peut ne pas fournir un diagnostic définitif pour l'hépatite virale.

C) Le profil de coagulation est nécessaire pour évaluer la fonction hépatique et les complications potentielles (ex. : risque de saignement), mais il n'identifie pas la cause sous-jacente.

D) Les anticorps anti-muscle lisse sont associés à l'hépatite auto-immune, ce qui est moins probable dans ce cas.

E) La céruloplasmine sérique est utilisée pour évaluer la maladie de Wilson, un trouble génétique rare du métabolisme du cuivre, ce qui est moins probable dans ce cas.

Tests de la fonction hépatique anormaux

Les tests de la fonction hépatique anormaux sont courants dans la pratique clinique et peuvent résulter de diverses causes, telles que des anomalies hépatocellulaires, cholestatiques, congénitales, ou des maladies systémiques. Une évaluation et une gestion appropriées sont cruciales pour différencier les maladies hépatiques bénignes et réversibles des conditions potentiellement mortelles.

Informations clés :

1. Le diagnostic différentiel des tests de la fonction hépatique anormaux inclut les anomalies hépatocellulaires, cholestatiques, congénitales, et les maladies systémiques.

2. Les composantes clés de l'évaluation des tests de la fonction hépatique anormaux incluent la différenciation entre une maladie hépatique primaire et une maladie systémique, ainsi que l'identification des complications potentielles liées à la maladie hépatique (ex. : saignement, ascite).

3. Les investigations importantes pour les tests de la fonction hépatique anormaux peuvent inclure des tests de laboratoire (ex. : sérologie virale, marqueurs auto-immuns, marqueurs métaboliques), des études

d'imagerie diagnostique (ex. : échographie, scan CT, IRM), et, si indiqué, une biopsie hépatique.

4. La prise en charge des tests de la fonction hépatique anormaux dépend de la cause sous-jacente et peut impliquer une référence ou une hospitalisation urgente, des soins spécialisés, des conseils et une éducation pour prévenir d'autres atteintes hépatiques, et une communication avec les autorités de santé publique, le cas échéant.

Question 30

Une femme de 25 ans se présente avec une histoire de 2 semaines d'un ganglion lymphatique cervical gauche, douloureux et en augmentation progressive. Elle rapporte un récent épisode de mal de gorge, qui a disparu après quelques jours. À l'examen, le ganglion lymphatique est mobile, ferme et mesure environ 2 cm. Quelle est la première étape de prise en charge la plus appropriée pour cette patiente ?

A) Prescrire un traitement antibiotique de 10 jours
B) Commander une numération formule sanguine complète (NFS) et une vitesse de sédimentation des érythrocytes (VS)
C) Effectuer une biopsie par aspiration à l'aiguille fine (AAF) du ganglion lymphatique
D) Observer et réévaluer dans 4 semaines
E) Commander une tomodensitométrie (CT) du cou

Réponse : D) Observer et réévaluer dans 4 semaines

Explication :

Dans ce cas, la patiente présente une lymphadénopathie localisée avec des antécédents de mal de gorge récent. Les caractéristiques du ganglion lymphatique (mobile, ferme, douloureux) suggèrent une lymphadénopathie réactive, probablement secondaire à l'infection récente. La première étape de prise en charge la plus appropriée est d'observer et de réévaluer le ganglion lymphatique dans 4 semaines pour évaluer s'il se résorbe spontanément.

- **A) Prescrire des antibiotiques** sans infection bactérienne confirmée n'est pas approprié.

- **B) Commander une NFS et une VS** peut être envisagé dans les cas de maladie systémique ou d'inflammation suspectée, mais ce n'est pas la première étape dans ce cas.

- **C) Effectuer une biopsie par AAF** n'est pas la première étape pour une lymphadénopathie localisée avec une cause bénigne probable.

- **E) Une tomodensitométrie du cou** n'est pas justifiée pour une évaluation initiale de la lymphadénopathie localisée dans ce scénario.

Lymphadénopathie

La lymphadénopathie peut être localisée ou diffuse et peut résulter de causes bénignes ou malignes. Les patients se présentent souvent avec un ganglion lymphatique palpable, et déterminer la cause est crucial pour une prise en charge appropriée.

Informations clés :

1. Le diagnostic différentiel de la lymphadénopathie inclut des causes localisées (ex. : réactive, néoplasique) et des causes diffuses (ex. : infectieuse, inflammatoire, néoplasique).

2. Les composantes clés de l'évaluation de la lymphadénopathie incluent une prise d'antécédents appropriée et un examen physique, des études de laboratoire et radiologiques pertinentes, et la détermination de la nécessité d'une biopsie.

3. La prise en charge de la lymphadénopathie dépend de la cause sous-jacente et peut inclure l'observation, le traitement (ex. : antibiotiques, anti-inflammatoires), la référence à un spécialiste, ou une biopsie, si indiqué.

4. Le conseil et l'éducation du patient concernant la nature et l'étendue des investigations nécessaires sont essentiels.

Question 31

Une femme de 22 ans se présente avec une histoire de 6 mois de douleurs abdominales basses crampiformes sévères pendant les menstruations, ce qui l'a amenée à manquer le travail. La douleur n'est pas soulagée par les anti-inflammatoires non stéroïdiens (AINS) en vente libre. À l'examen physique, son examen pelvien est normal. Quelle serait l'investigation initiale la plus appropriée pour cette patiente ?

A) Test de Papanicolaou (test Pap)
B) Échographie transvaginale
C) Cultures cervicales et vaginales
D) Test sérique de la gonadotrophine chorionique humaine (hCG)
E) Imagerie par résonance magnétique (IRM) du bassin

Réponse : B) Échographie transvaginale

Explication :

La patiente présente une dysménorrhée sévère non soulagée par les AINS en vente libre, et son examen pelvien est normal. L'investigation initiale la plus appropriée dans ce scénario est l'échographie transvaginale. Cette modalité d'imagerie aide à identifier les causes potentielles de la dysménorrhée secondaire, telles que l'endométriose, les anomalies annexielles, ou les fibromes utérins.

A) Un test Pap est essentiel pour le dépistage du cancer du col de l'utérus, mais ce n'est pas l'investigation initiale pour la dysménorrhée.

C) Les cultures cervicales et vaginales sont utiles lorsqu'une infection est suspectée, mais il n'y a aucune indication d'infection dans ce cas.

D) Un test sérique de l'hCG est utile pour diagnostiquer une grossesse, ce qui n'est pas pertinent pour la présentation de cette patiente.

E) L'IRM du bassin peut fournir des informations détaillées sur les structures pelviennes, mais ce n'est pas l'investigation de première ligne pour la dysménorrhée.

Dysménorrhée

La dysménorrhée est une condition courante caractérisée par des menstruations douloureuses, ce qui peut avoir un impact significatif sur la qualité de vie de la patiente. Il est essentiel de différencier la dysménorrhée primaire (idiopathique) de la dysménorrhée secondaire causée par des conditions acquises ou congénitales.

Informations clés :

1. La dysménorrhée primaire est caractérisée par des menstruations douloureuses sans anomalies pelviennes identifiables, tandis que la dysménorrhée secondaire résulte de conditions acquises ou congénitales.

2. Une histoire ciblée, y compris la qualité et le moment de la douleur en relation avec le saignement, et un examen pelvien sont cruciaux pour évaluer la dysménorrhée.

3. Les investigations appropriées peuvent inclure des tests Pap, des tests de dépistage des infections, et des études d'imagerie telles que l'échographie ou l'IRM.

4. La prise en charge de la dysménorrhée peut inclure un contrôle symptomatique, une référence pour des investigations supplémentaires ou des soins

spécialisés, et le traitement de toute condition sous-jacente identifiée.

Question 32

Une femme de 52 ans se présente avec des bouffées de chaleur, des sueurs nocturnes et des difficultés à dormir. Elle n'a pas d'antécédents médicaux significatifs et est aménorrhéique depuis 14 mois. Quelle est la stratégie de prise en charge INITIALE la plus appropriée pour cette patiente ?

A) Prescrire un traitement hormonal substitutif (THS)

B) Recommander un examen gynécologique de routine

C) Conseiller des modifications du mode de vie et des interventions non pharmacologiques

D) Prescrire un inhibiteur sélectif de la recapture de la sérotonine (ISRS)

E) Référer la patiente à un spécialiste pour une évaluation plus approfondie

Réponse : C) Conseiller des modifications du mode de vie et des interventions non pharmacologiques

Explication :

La patiente présente des symptômes courants de la ménopause, tels que des bouffées de chaleur, des sueurs nocturnes et des troubles du sommeil. La stratégie de prise en charge initiale la plus appropriée est de conseiller des modifications du mode de vie et des interventions non pharmacologiques, telles que le maintien d'un environnement de sommeil frais, le port de vêtements légers, l'exercice régulier et les techniques de relaxation comme les exercices de respiration profonde ou la méditation.

A) Le traitement hormonal substitutif (THS) peut être envisagé pour la gestion des symptômes de la ménopause, mais il n'est pas le traitement de première intention en raison des risques potentiels et des effets secondaires. Il doit être discuté après avoir tenté des modifications du mode de vie.

B) Un examen gynécologique de routine est essentiel pour le maintien de la santé globale, mais il ne traite pas directement les symptômes de la ménopause.

D) Les ISRS peuvent être utilisés pour traiter les symptômes liés à l'humeur pendant la ménopause, mais ils ne sont pas le traitement de première intention pour les bouffées de chaleur et les sueurs nocturnes.

E) Une référence à un spécialiste n'est pas nécessaire à ce stade, car les symptômes de la patiente sont compatibles avec la ménopause physiologique et peuvent être gérés par des modifications du mode de vie et des interventions non pharmacologiques.

Ménopause

La ménopause est l'arrêt naturel de la fonction ovarienne, marqué par 12 mois d'aménorrhée après les dernières règles. Aborder le bien-être physique, émotionnel et sexuel des femmes pendant la ménopause est essentiel pour maintenir leur santé globale et leur qualité de vie.

Informations clés :

1. La ménopause est marquée par 12 mois d'aménorrhée et l'arrêt de la fonction ovarienne.

2. Les aspects importants de la gestion de la ménopause incluent le conseil, l'éducation, l'abord des préoccupations psychosociales et la prévention des complications telles que l'ostéoporose et les maladies cardiovasculaires.

3. Le traitement hormonal substitutif (THS) peut être envisagé pour soulager les symptômes de la ménopause, mais les risques, les avantages et les directives doivent être discutés avec la patiente.

4. Les traitements alternatifs pour les symptômes de la ménopause incluent les modifications du mode de vie et les interventions non pharmacologiques telles que l'exercice, l'optimisation du sommeil et la gestion du stress.

Question 33

Un patient de 75 ans se présente avec une histoire de 6 mois de perte de mémoire progressive et de difficulté à effectuer les tâches quotidiennes. Le conjoint du patient rapporte une confusion accrue et des changements de personnalité. Quelle est la première étape de gestion la plus appropriée pour ce patient ?

A) Commander une imagerie par résonance magnétique (IRM) cérébrale
B) Réaliser un examen de l'état mental mini-mental (MMSE)
C) Prescrire un inhibiteur de la cholinestérase
D) Référer le patient à un neurologue
E) Initier un traitement pour la dépression

Réponse : B) Réaliser un examen de l'état mental mini-mental (MMSE)

Explication :

La première étape dans la gestion d'un patient avec un trouble neurocognitif suspecté (démence) est de réaliser un examen de l'état mental mini-mental (MMSE) et d'obtenir des informations supplémentaires de la famille ou des soignants. Cela aide à déterminer l'étendue du déclin cognitif, la chronologie et les facteurs de risque possibles.

A) **L'IRM cérébrale** peut être commandée ultérieurement dans le processus de diagnostic si nécessaire, mais ce n'est pas la première étape.

C) **Prescrire un inhibiteur de la cholinestérase** peut être approprié une fois que le diagnostic est confirmé et que les causes réversibles sont exclues.

D) **La référence à un neurologue** peut être nécessaire après les étapes initiales d'évaluation et de gestion.

E) **Le traitement de la dépression** ne devrait être initié que si le patient présente des symptômes compatibles avec la dépression, ce qui peut être difficile à différencier de la démence.

Troubles neurocognitifs majeurs/mineurs (Démence)

Les troubles neurocognitifs (démence) impliquent un déclin cognitif avec un niveau de conscience stable. La prévalence de la démence augmente avec le vieillissement de la population, et la maladie d'Alzheimer est la forme la plus courante. Un dépistage préventif de routine des facteurs de risque et des causes réversibles est essentiel.

Informations clés :

1. Les troubles neurocognitifs (démence) impliquent un déclin cognitif avec un niveau de conscience stable.

2. La maladie d'Alzheimer est la forme la plus courante de démence chez les personnes âgées.

3. La gestion initiale comprend la réalisation d'un examen de l'état mental mini-mental (MMSE) et l'obtention d'informations supplémentaires.

4. Il est important de rechercher des facteurs de risque réversibles et de différencier la maladie d'Alzheimer précoce des autres causes.

Question 34

Un patient de 32 ans se présente avec une histoire de 4 semaines d'humeur dépressive, de fatigue et de sentiments de dévalorisation. Il a des difficultés à dormir et a perdu de l'intérêt pour les activités qu'il aimait auparavant. Le patient nie toute pensée d'automutilation ou de suicide. Quelle est l'étape initiale la plus appropriée pour gérer ce patient ?

A) Commencer un traitement par inhibiteur sélectif de la recapture de la sérotonine (ISRS)
B) Commander une numération formule sanguine complète (NFS) et un test de l'hormone thyréostimulante (TSH)
C) Référer le patient pour une évaluation psychiatrique immédiate
D) Effectuer un examen de l'état mental
E) Conseiller au patient de consulter un conseiller ou de rejoindre un groupe de soutien

Réponse : D) Effectuer un examen de l'état mental

Explication :

L'étape initiale pour gérer un patient avec une humeur dépressive est de réaliser un examen détaillé des antécédents, un examen physique et un examen de l'état mental, ce qui fait de D la réponse la plus correcte. Cela permet de déterminer la cause, la gravité et les complications potentielles de l'humeur dépressive.

A) Commencer un traitement par ISRS peut être approprié une fois le diagnostic confirmé et les causes réversibles exclues.

B) Commander une NFS et un test de la TSH peut être indiqué après l'évaluation initiale pour exclure les causes médicales sous-jacentes.

C) La référence pour une évaluation psychiatrique immédiate est nécessaire si le patient présente un risque d'automutilation, de suicide ou de danger pour autrui.

E) Le conseil ou l'adhésion à un groupe de soutien peut être bénéfique, mais doit être recommandé après l'évaluation initiale et le diagnostic.

Humeur dépressive

L'humeur dépressive est courante et peut entraîner une altération significative des fonctions sociales, physiques et fonctionnelles, voire la mort. Une gamme de conditions peut causer une humeur dépressive, et il est essentiel d'identifier la cause pour initier une gestion appropriée.

Informations clés :

1. L'humeur dépressive est un problème courant avec diverses causes potentielles.

2. Effectuer une histoire détaillée, un examen physique et une évaluation de l'état mental pour déterminer la cause, la gravité et les complications potentielles.

3. Évaluer le risque de suicide et la nécessité de soins urgents.

4. Initier un plan de gestion approprié, incluant la pharmacothérapie, le conseil et la référence pour des soins spécialisés si nécessaire.

Question 35

Un patient de 45 ans se présente avec une douleur buccale, un gonflement et des difficultés à mâcher. À l'examen, vous remarquez une cavité profonde dans une molaire, des signes d'infection et une inflammation des gencives environnantes. En plus de référer le patient à un dentiste, quelle est l'étape initiale la plus appropriée pour gérer ce patient ?

A) Prescrire des antibiotiques et des antidouleurs
B) Conseiller au patient d'utiliser des antidouleurs en vente libre et de maintenir une hygiène buccale
C) Effectuer une incision et un drainage de la zone affectée
D) Administrer un anesthésique local et tenter de retirer la carie
E) Conseiller le patient sur l'arrêt du tabac et la réduction de la consommation d'alcool

Réponse : A) Prescrire des antibiotiques et des antidouleurs

Explication :

Le patient présente des symptômes d'une infection dentaire, probablement un abcès dû à la cavité profonde, à l'inflammation des gencives environnantes et aux signes d'infection. Dans ce cas, il est crucial de gérer l'infection initialement et de contrôler la douleur tout en organisant les soins dentaires.

A) Prescrire des antibiotiques et des antidouleurs: C'est la réponse correcte car cela répond au besoin immédiat de contrôler l'infection et de soulager la douleur du patient avant qu'il ne reçoive un traitement dentaire.

B) Conseiller l'utilisation d'antidouleurs en vente libre et maintenir l'hygiène buccale : Bien que la gestion de la douleur et l'hygiène buccale soient importantes, cette option ne répond pas à la nécessité d'antibiotiques pour traiter l'infection.

C) Effectuer une incision et un drainage de la zone affectée : Cela devrait être réalisé par un professionnel dentaire, et non comme une étape initiale de gestion par un médecin.

D) Administrer un anesthésique local et tenter de retirer la carie : Cela dépasse le cadre du rôle d'un médecin dans cette situation et devrait être réalisé par un professionnel dentaire.

E) Conseiller le patient sur l'arrêt du tabac et la réduction de la consommation d'alcool : Bien que cela soit important pour la gestion globale de la santé buccale, cela ne répond pas à l'urgence de l'infection et du soulagement de la douleur.

Conditions buccales

Une variété de conditions peuvent affecter la cavité buccale, l'infection odontogène étant la plus courante. Les infections peuvent entraîner des complications graves, et il est important d'exclure un carcinome buccal.

Informations clés :

1. Les conditions buccales peuvent résulter de diverses causes, y compris les infections, la malignité et une mauvaise hygiène buccale.

2. Effectuer un examen approfondi et identifier les signes cliniques critiques, tels que les signes de malignité ou d'infection.

3. Déterminer les investigations appropriées pour les maladies systémiques suspectées.

4. Élaborer un plan de gestion initial efficace, y compris l'éducation des patients, le conseil, et la référence pour des soins spécialisés lorsque nécessaire.

Question 36

Un patient de 35 ans se présente avec un souffle cardiaque nouvellement détecté. À l'auscultation, vous entendez un souffle pansystolique mieux perçu à l'apex. Quelle est la cause la plus probable de ce souffle ?

A) Sténose aortique
B) Régurgitation mitrale
C) Communication interauriculaire
D) Régurgitation aortique
E) Sténose mitrale

Réponse : B) Régurgitation mitrale

Explication :

Un souffle pansystolique mieux perçu à l'apex est le plus souvent dû à une régurgitation mitrale. La régurgitation mitrale est une cause fréquente de souffles systoliques et peut résulter de divers facteurs, y compris le prolapsus de la valve mitrale, la maladie rhumatismale, ou l'ischémie myocardique.

A) La sténose aortique se présente généralement par un souffle d'éjection systolique mieux entendu au bord supérieur droit du sternum.

C) La communication interauriculaire se présente généralement par un souffle d'éjection systolique mieux entendu au bord supérieur gauche du sternum et un dédoublement fixe et large du deuxième bruit cardiaque (S2).

D) La régurgitation aortique se présente par un souffle diastolique précoce mieux entendu au bord gauche du sternum.

E) La sténose mitrale se présente par un souffle diastolique médian mieux entendu à l'apex avec le patient en position de décubitus latéral gauche.

Souffles cardiaques anormaux et murmures

Les murmures et les souffles cardiaques anormaux peuvent être détectés à l'examen physique. Les souffles systoliques sont souvent "innocents" ou physiologiques, tandis que les souffles diastoliques sont pratiquement toujours pathologiques. Un examen physique approfondi et des antécédents permettent d'identifier les cas nécessitant des investigations et une prise en charge plus poussées.

Informations clés :

1. Évaluer soigneusement les patients présentant des murmures ou des souffles cardiaques anormaux par des antécédents et un examen physique.
2. Déterminer l'origine du son ou du souffle anormal.
3. Identifier les investigations critiques, telles que le dépistage diagnostique des arythmies cardiaques et l'imagerie diagnostique appropriée (ex. : échocardiographie).
4. Élaborer un plan de gestion initial efficace, y compris la gestion des conditions sous-jacentes et des complications, la prophylaxie de l'endocardite si indiquée, et la référence pour des soins spécialisés lorsque nécessaire.

Question 37

Un nouveau-né à terme présente une détresse respiratoire peu de temps après la naissance. Le bébé a un faible effort respiratoire, une cyanose centrale et un rythme cardiaque de 80 battements par minute. Quelle est l'intervention immédiate la plus appropriée ?

A) Sécher et stimuler le nourrisson
B) Administrer de l'oxygène
C) Commencer les compressions thoraciques
D) Fournir une ventilation à pression positive
E) Administrer des fluides intraveineux

Réponse : D) Fournir une ventilation à pression positive

Explication :

Dans ce scénario, le nourrisson présente des signes de détresse respiratoire avec un faible effort respiratoire, une cyanose centrale, et un rythme cardiaque inférieur à 100 battements par minute. L'intervention immédiate la plus appropriée est de fournir une ventilation à pression positive, qui peut améliorer l'oxygénation et la ventilation, augmenter la fréquence cardiaque, et aider à établir des respirations adéquates.

A) Sécher et stimuler le nourrisson est approprié pour la gestion initiale de l'apnée ou des halètements, mais ne serait pas suffisant dans ce cas donné l'état du nourrisson.

B) Administrer de l'oxygène est important, mais fournir une ventilation à pression positive est une priorité plus élevée dans ce cas en raison du faible effort respiratoire et du rythme cardiaque bas.

C) Les compressions thoraciques sont indiquées lorsque la fréquence cardiaque est inférieure à 60 battements par minute, malgré une ventilation adéquate pendant 30 secondes.

E) Les fluides intraveineux peuvent être nécessaires pour les soins de soutien continus, mais la prise en charge de la détresse respiratoire est prioritaire.

Détresse néonatale

La détresse néonatale est une occurrence relativement courante. L'identification en temps opportun et la prise en charge appropriée d'un nourrisson en détresse sont cruciales pour prévenir une morbidité et une mortalité significatives.

Informations clés :

1. Évaluer les nourrissons présentant une détresse néonatale, en tenant compte des antécédents maternels et périnataux ainsi que des résultats de l'examen physique.

2. Identifier les signes cliniques critiques nécessitant une réanimation immédiate.

3. Mener des investigations appropriées pour identifier les causes sous-jacentes (ex. : gaz du sang du cordon, glycémie).

4. Initier une prise en charge efficace, incluant la réanimation néonatale, les soins de soutien continus (régulation thermique, équilibre hydrique et électrolytique, gestion de la septicémie, soutien cardiorespiratoire), la communication avec les soignants et la consultation ou la référence si nécessaire.

Question 38

Une femme de 35 ans se présente avec des picotements et un engourdissement dans sa main droite, affectant principalement le pouce, l'index et le majeur. Les symptômes s'aggravent la nuit et sont soulagés en secouant sa main. Elle travaille comme opératrice de saisie de données. Quelle est la cause la plus probable de ses symptômes ?

A) Neuropathie diabétique
B) Syndrome du canal carpien
C) Sclérose en plaques
D) Crise de panique
E) Radiculopathie

Réponse : B) Syndrome du canal carpien

Explication :

Les symptômes de la patiente, tels que l'engourdissement et les picotements affectant le pouce, l'index et le majeur, s'aggravant la nuit et soulagés par le fait de secouer la main, sont classiques pour le syndrome du canal carpien. De plus, son occupation en tant qu'opératrice de saisie de données la met à risque accru de blessures répétitives, telles que le syndrome du canal carpien.

A) La neuropathie diabétique affecte généralement les deux mains ou les pieds et a une distribution plus généralisée.

C) La sclérose en plaques peut causer divers symptômes neurologiques, mais les symptômes de la patiente sont plus spécifiques au syndrome du canal carpien.

D) Les crises de panique peuvent provoquer des sensations de picotements, mais elles sont généralement accompagnées d'autres symptômes tels que l'anxiété, les palpitations ou l'essoufflement.

E) La radiculopathie peut causer des engourdissements et des picotements, mais affecte généralement une distribution différente de la main, en fonction de la racine nerveuse affectée.

Engourdissement / Picotement / Altération de la Sensation

L'altération de la sensation, telle que l'engourdissement, les picotements ou d'autres sensations anormales, peut être causée par diverses conditions sous-jacentes, dont certaines peuvent être graves. Identifier la cause est essentiel pour une gestion appropriée.

Informations clés :

1. Obtenir des antécédents pertinents et effectuer un examen neurologique approfondi pour les patients présentant des engourdissements, picotements ou une altération de la sensation.

2. Identifier les causes potentielles sous-jacentes, y compris la neuropathie périphérique, les troubles du système nerveux central, les affections dermatologiques, et les troubles mentaux.

3. Déterminer les investigations appropriées, telles que la glycémie à jeun ou les études de conduction nerveuse, tout en reconnaissant que les investigations peuvent ne pas toujours être nécessaires.

4. Élaborer un plan de gestion initial efficace basé sur le diagnostic en cours, fournir une évaluation appropriée et des soins continus, et déterminer si le

patient nécessite des soins spécialisés ou des conseils liés au travail.

Question 39

Une femme de 45 ans se présente avec des douleurs musculo-squelettiques généralisées, de la fatigue et des troubles du sommeil depuis six mois. Elle rapporte que la douleur est localisée dans plusieurs zones, y compris le cou, le dos et les membres. À l'examen physique, elle présente des points sensibles au niveau du cou, des épaules et des hanches. Les investigations de laboratoire, y compris la vitesse de sédimentation des érythrocytes (VS) et la numération formule sanguine (NFS), sont dans les limites de la normale. Quel est le diagnostic le plus probable pour ses symptômes ?

A) Fibromyalgie
B) Polymyalgia rheumatica
C) Dépression
D) Polyarthrite rhumatoïde
E) Lupus érythémateux systémique

Réponse : A) Fibromyalgie

Explication :

Les symptômes de la patiente, tels que la douleur musculo-squelettique généralisée, la fatigue, les troubles du sommeil, les points sensibles, et les investigations de laboratoire normales, sont caractéristiques de la fibromyalgie.

B) La polymyalgia rheumatica affecte généralement les patients de plus de 50 ans et se présente par des douleurs et une raideur dans les épaules, le cou, et la ceinture pelvienne. Elle est souvent associée à une élévation de la VS.

C) La dépression peut se manifester par des symptômes somatiques tels que la douleur ; cependant, la présentation de la patiente est plus compatible avec la fibromyalgie.

D) La polyarthrite rhumatoïde se présente par des douleurs articulaires et des gonflements symétriques, impliquant généralement les petites articulations des mains et des pieds, ce qui n'est pas compatible avec la présentation de la patiente.

E) Le lupus érythémateux systémique peut causer une variété de symptômes, mais la présentation de la patiente est plus spécifique à la fibromyalgie.

Douleurs généralisées

Les troubles de la douleur généralisée sont courants et peuvent être difficiles à gérer. Comprendre les diverses causes et être capable de différencier les douleurs articulaires des douleurs non articulaires est essentiel pour une gestion appropriée.

Informations clés :

1. Obtenir une histoire complète et un examen physique pour différencier la fibromyalgie des autres syndromes de douleur généralisée et des maladies articulaires spécifiques.

2. Reconnaître que de nombreux troubles de la douleur généralisée sont associés à des investigations normales.

3. Identifier d'autres syndromes douloureux qui peuvent être associés à des complications graves, telles que la polymyalgia rheumatica et l'artérite temporale, ou la dépression et le suicide.

4. Élaborer un plan de gestion initial efficace, approprié au diagnostic en cours, incluant une approche multidisciplinaire (ex. : physiothérapie, soutien psychosocial), et déterminer si le patient nécessite des soins spécialisés.

Question 40

Un homme de 35 ans se présente avec des épisodes récurrents de palpitations durant quelques minutes à chaque fois. Il décrit les épisodes comme un battement de cœur irrégulier et rapide. Il nie toute douleur thoracique, essoufflement ou syncope. Son examen physique est normal, et son ECG au repos est normal. Quelle est l'étape la plus appropriée dans la gestion de ce patient ?

A) Rassurer le patient et fournir des conseils sur les modifications du mode de vie
B) Commander une surveillance Holter de 24 heures
C) Prescrire un bêta-bloquant
D) Référer à un cardiologue pour une étude électrophysiologique
E) Obtenir un taux de l'hormone thyréostimulante (TSH)

Réponse : B) Commander une surveillance Holter de 24 heures

Explication :

Bien que l'ECG au repos du patient soit normal, ses symptômes suggèrent une possible arythmie sous-jacente. Une surveillance Holter de 24 heures fournira une surveillance de sa fréquence et de son rythme cardiaque, permettant de détecter toute arythmie intermittente pouvant causer ses palpitations.

A) Rassurer le patient peut être approprié si aucune caractéristique inquiétante n'est présente, mais une évaluation supplémentaire est nécessaire dans ce cas.

C) Prescrire un bêta-bloquant peut être une option une fois qu'une arythmie est diagnostiquée, mais une enquête supplémentaire est nécessaire en premier.

D) La référence à un cardiologue pour une étude électrophysiologique peut être appropriée si une arythmie est détectée et mal contrôlée par les médicaments.

E) Obtenir un taux de TSH pourrait être envisagé s'il y avait des signes cliniques suggestifs de dysfonctionnement thyroïdien, mais la présentation du patient est plus évocatrice d'une arythmie.

Palpitations

Les palpitations sont des sensations de battement de cœur rapide ou irrégulier, qui peuvent être causées par diverses conditions, allant de bénignes à graves. Il est essentiel de diagnostiquer la cause sous-jacente et de mettre en place une gestion appropriée.

Informations clés :

1. Effectuer une histoire et un examen physique pour déterminer la fréquence cardiaque, le rythme et la stabilité hémodynamique du patient.

2. Identifier les précipitateurs sous-jacents de l'arythmie cardiaque.

3. Utiliser l'électrocardiogramme et la surveillance Holter pour diagnostiquer les arythmies.

4. Enquêter sur les causes sous-jacentes de l'arythmie cardiaque (ex. : échocardiogramme, TSH).

5. Élaborer un plan de gestion initial efficace, incluant la gestion médicale immédiate en cas d'instabilité hémodynamique, l'anticoagulation pour la prévention des AVC (si indiqué), et déterminer si le patient nécessite une hospitalisation et des soins spécialisés.

Question 41

Une femme de 30 ans se présente à votre clinique avec des épisodes fréquents d'anxiété intense accompagnés de palpitations, d'essoufflement et de vertiges. Ces épisodes surviennent soudainement et sans déclencheur évident. Elle craint de faire une crise cardiaque lors de ces épisodes. Ses antécédents médicaux sont sans particularité. Quel est le diagnostic le plus probable pour cette patiente ?

A) Trouble d'anxiété généralisée
B) Trouble panique
C) Agoraphobie
D) Trouble d'anxiété sociale
E) Trouble d'anxiété dû à une autre condition médicale

Réponse : B) Trouble panique

Explication :

Les symptômes de la patiente, tels que l'anxiété intense soudaine accompagnée de symptômes physiques comme des palpitations, un essoufflement et des vertiges, sont caractéristiques du trouble panique. Le trouble panique se caractérise par des crises de panique récurrentes et inattendues et une inquiétude persistante concernant les futures crises ou leurs conséquences.

A) Le trouble d'anxiété généralisée est caractérisé par une inquiétude excessive et incontrôlable concernant divers aspects de la vie, mais il n'implique généralement pas d'épisodes soudains et intenses d'anxiété.

C) L'agoraphobie implique une peur ou une anxiété intense liée à des situations ou des lieux spécifiques, souvent entraînant l'évitement de ces situations.

D) Le trouble d'anxiété sociale implique une peur ou une anxiété dans des situations sociales où l'individu peut être exposé à l'observation ou à l'embarras possible.

E) Un trouble d'anxiété dû à une autre condition médicale serait envisagé s'il y avait des signes cliniques suggérant une cause médicale sous-jacente aux symptômes d'anxiété.

Anxiété

L'anxiété est une présentation courante et peut être comorbide avec d'autres conditions médicales ou se manifester isolément. Il est essentiel de différencier le stress situationnel des troubles anxieux et d'évaluer les comorbidités et les complications potentiellement mortelles.

Informations clés :

1. Différencier le stress situationnel des vrais troubles anxieux.

2. Exclure les conditions médicales sous-jacentes comme cause de l'anxiété.

3. Identifier les comorbidités possibles et évaluer les caractéristiques menaçantes pour la vie (ex. : idées suicidaires).

4. Utiliser les investigations de laboratoire appropriées en fonction des constatations cliniques (ex. : dépistage toxicologique).

5. Élaborer un plan de gestion initial efficace, y compris assurer la sécurité du patient et des autres, traiter le trouble anxieux à l'aide d'interventions pharmacologiques et psychologiques, traiter toute condition médicale sous-jacente et/ou comorbide, fournir un soutien à la famille et/ou aux soignants, et

référer le patient pour des soins spécialisés si nécessaire.

Question 42

Un nourrisson de 3 mois se présente à la clinique pédiatrique avec une alimentation insuffisante, une léthargie et une hypotonie. La mère du nourrisson rapporte une grossesse et un accouchement normaux. À l'examen physique, vous notez un cri faible et un tonus musculaire faible. Les signes vitaux du nourrisson sont stables. Quelle est la prochaine étape la plus appropriée dans la gestion de ce nourrisson ?

A) Obtenir d'urgence des électrolytes, une glycémie et un gaz du sang artériel
B) Programmer une tomodensitométrie
C) Effectuer un test génétique
D) Mesurer les niveaux de créatine kinase et effectuer un électromyogramme
E) Rassurer les parents et programmer un rendez-vous de suivi

Réponse : A) Obtenir d'urgence des électrolytes, une glycémie et un gaz du sang artériel

Explication :

La présentation du nourrisson avec une alimentation insuffisante, une léthargie et une hypotonie nécessite une attention urgente. La première étape devrait être d'évaluer la stabilité physiologique du nourrisson et de réaliser des investigations urgentes pertinentes pour un nourrisson gravement malade, telles que les électrolytes, la glycémie et un gaz du sang artériel.

B) **Une tomodensitométrie** peut être appropriée plus tard dans le processus diagnostique, en fonction des résultats des investigations initiales et de la présentation clinique.

C) **Les tests génétiques** peuvent être utiles dans certains cas, mais ne devraient pas être la première étape dans la gestion de ce nourrisson.

D) **Les niveaux de créatine kinase et l'électromyogramme** pourraient être utiles dans l'évaluation des nourrissons hypotoniques, mais l'accent initial devrait être mis sur la présentation aiguë du nourrisson.

E) **Rassurer les parents et programmer un rendez-vous de suivi** ne permettrait pas de traiter la présentation aiguë et les causes sous-jacentes potentielles de l'hypotonie du nourrisson.

Nourrisson Hypotonique

L'hypotonie chez un nourrisson peut indiquer une maladie systémique grave ou une maladie neurologique. Il est essentiel de reconnaître l'hypotonie comme une constatation critique et d'évaluer le nourrisson avec une histoire complète, un examen physique et des investigations pertinentes.

Informations clés :

1. Reconnaître l'hypotonie comme une constatation nécessitant une attention urgente.
2. Évaluer la stabilité physiologique du nourrisson.
3. Effectuer une histoire complète, y compris les antécédents périnataux, et un examen physique complet, y compris un examen neurologique et musculosquelettique détaillé.
4. Utiliser des investigations critiques appropriées à l'état clinique, y compris des investigations urgentes pour les nourrissons gravement malades.
5. Élaborer un plan de gestion initial efficace, incluant les soins de soutien immédiats, une communication de soutien avec la famille, et une référence pour des soins spécialisés si nécessaire.

Question 43

Une patiente de 45 ans se présente pour une révision de santé périodique. Elle n'a pas d'antécédents médicaux significatifs et ne prend actuellement aucun médicament. Elle fait régulièrement de l'exercice, a une alimentation saine et ne fume pas. Elle n'a jamais été sexuellement active et ses dernières règles datent de deux semaines. Quelle serait l'investigation de dépistage la plus appropriée pour cette patiente ?

A) Glucose à jeun
B) Mammographie
C) Test de Papanicolaou (test Pap)
D) Coloscopie
E) Ostéodensitométrie

Réponse : B) Mammographie

Explication :

La patiente est une femme de 45 ans sans antécédents médicaux significatifs. En fonction de son âge et de son sexe, l'investigation de dépistage la plus appropriée serait la mammographie. Les directives actuelles recommandent de commencer à discuter avec les patientes du dépistage par mammographie entre 40 et 50 ans et de poursuivre tous les 1 à 2 ans, en fonction des facteurs de risque individuels de la patiente.

A) Le glucose à jeun est généralement recommandé pour les patients présentant des facteurs de risque de diabète de type 2, tels que l'obésité, les antécédents familiaux et un mode de vie sédentaire. Le mode de vie sain de la patiente rend ce test moins pertinent pour le moment. Bien que cette réponse puisse être correcte, ce n'est pas la réponse la plus appropriée.

C) Les tests de Papanicolaou (test Pap) sont recommandés tous les trois ans pour les femmes sexuellement actives âgées de 21 à 65 ans, ou tous les cinq ans s'ils sont combinés avec un test de dépistage du virus du papillome humain (HPV).

D) La coloscopie est généralement recommandée à partir de 50 ans pour les personnes à risque moyen comme test de dépistage du cancer colorectal. La patiente n'est pas encore dans la tranche d'âge recommandée.

E) Les ostéodensitométries sont généralement recommandées pour les femmes âgées de 65 ans et plus, ou les femmes plus jeunes présentant des facteurs de risque importants d'ostéoporose. La patiente n'est pas dans la tranche d'âge recommandée et ne présente pas de facteurs de risque significatifs mentionnés.

Rencontre de Santé Périodique / Conseils de Prévention

Une rencontre de santé périodique ou une séance de conseils de prévention est une opportunité pour la prévention ou la détection précoce des problèmes de santé. La nature de l'examen variera en fonction de l'âge, du sexe, de la profession et du contexte psychosocial du patient. Des recommandations appropriées doivent être faites en fonction des facteurs de risque individuels du patient.

Informations clés :

1. Effectuer une histoire et un examen physique appropriés en fonction de l'âge, du sexe et du contexte du patient.

2. Énumérer et interpréter les investigations appropriées, y compris les investigations de dépistage fondées sur des preuves spécifiques à l'âge et au sexe.

3. Élaborer un plan de gestion initial efficace, y compris une communication efficace avec le patient, en recommandant des stratégies de prévention éprouvées et en intégrant les principes de la santé préventive dans les soins aux patients atteints de maladies chroniques.

4. Pour exceller à l'examen MCCQE1, il est important de se familiariser avec les directives de dépistage spécifiques à l'âge et au sexe et les recommandations pour la prévention des maladies et la réduction des risques.

Question 44

Un nourrisson de 6 mois est amené pour une visite de routine. Son carnet de vaccination est à jour pour son âge. La mère est préoccupée par les effets secondaires des vaccins et envisage de retarder la prochaine série de vaccinations du nourrisson. Quelle serait la réponse la plus appropriée ?

A) Soutenir la décision de la mère de retarder les vaccinations
B) Discuter des risques et des bénéfices de la vaccination, en insistant sur l'importance de respecter le calendrier recommandé
C) Administrer la prochaine série de vaccins car c'est ce qu'il y a de mieux pour l'enfant
D) Recommander à la mère de faire plus de recherches avant de prendre une décision
E) Signaler les préoccupations de la mère aux services de protection de l'enfance

Réponse : B) Discuter des risques et des bénéfices de la vaccination, en insistant sur l'importance de respecter le calendrier recommandé.

Explication :

Il est essentiel d'avoir une discussion ouverte et honnête avec le patient ou le parent/tuteur sur les risques et les bénéfices de la vaccination. Insister sur l'importance de respecter le calendrier recommandé et répondre à toute méconception ou préoccupation peut aider à atténuer l'hésitation à la vaccination et à s'assurer que le patient reçoit les vaccins nécessaires en temps voulu.

A) Soutenir la décision de la mère de retarder les vaccinations : Cette réponse est incorrecte car elle ne répond pas aux préoccupations de la mère et ne lui fournit pas les informations nécessaires sur l'importance de respecter le calendrier de vaccination recommandé. Retarder les vaccinations peut augmenter le risque de maladies évitables par la vaccination pour l'enfant et la communauté.

B) Discuter des risques et des bénéfices de la vaccination, en insistant sur l'importance de respecter le calendrier recommandé : C'est la bonne réponse. Elle reconnaît les préoccupations de la mère et lui fournit des informations précises sur l'importance des vaccins, ce qui peut aider à atténuer l'hésitation à la vaccination et à s'assurer que l'enfant reçoit la protection nécessaire à temps.

C) Administrer la prochaine série de vaccins car c'est ce qu'il y a de mieux pour l'enfant : Cette réponse est incorrecte car elle ne répond pas aux préoccupations de la mère et ne respecte pas son autonomie. Une approche collaborative qui inclut la discussion des risques et des bénéfices est plus appropriée.

D) Recommander à la mère de faire plus de recherches avant de prendre une décision : Cette réponse est incorrecte car elle met la responsabilité de recueillir des informations sur la mère sans lui fournir de conseils ni répondre à ses préoccupations. Le médecin devrait s'engager activement avec le parent et fournir des informations précises pour l'aider à prendre une décision éclairée.

E) Signaler les préoccupations de la mère aux services de protection de l'enfance : Cette réponse est incorrecte car c'est une mesure extrême et inutile. Les préoccupations de la mère ne sont pas indicatives de négligence ou d'abus ; elles représentent plutôt une opportunité pour le médecin d'éduquer et de répondre aux idées fausses sur les vaccins. Le signalement aux services de protection de l'enfance doit être réservé aux cas où il y a une indication claire de maltraitance ou de négligence.

Immunisation

L'immunisation a le potentiel de réduire ou d'éradiquer de nombreuses maladies infectieuses, de diminuer le risque de complications et d'améliorer la santé globale. Cependant, l'hésitation à la vaccination a conduit à une diminution des taux d'immunisation dans certains pays développés. Il est crucial que les professionnels de la santé évaluent efficacement le statut vaccinal des patients et plaident en faveur de la vaccination.

Informations clés :

1. Lister et interpréter les constatations cliniques, y compris l'historique de vaccination et toute contre-indication à la vaccination.

2. Élaborer un plan de gestion initial efficace, y compris obtenir le consentement éclairé, fournir des informations sur la gestion des réactions possibles aux vaccins et définir des calendriers de vaccination appropriés.

3. Plaider en faveur de la vaccination sur la base des données scientifiques actuellement acceptées, conseiller les patients ou les parents qui refusent les vaccinations, et signaler les réactions indésirables à la vaccination si nécessaire.

4. Atteindre les segments de population à risque et reconnaître l'importance de la régulation de la

température dans le stockage des vaccins pour maintenir leur efficacité.

5. Connaître les calendriers de vaccination et les directives du Comité consultatif national de l'immunisation (CCNI).

Question 45

Un patient de 28 ans se présente à votre clinique avec des difficultés à maintenir des relations, des comportements impulsifs et des antécédents d'automutilation. Le patient a des antécédents de toxicomanie et prend actuellement des antidépresseurs pour traiter la dépression. Quel serait le plan de gestion initial le plus approprié ?

A) Arrêter le traitement antidépresseur et commencer un stabilisateur de l'humeur
B) Augmenter la posologie du traitement antidépresseur
C) Référer le patient à une thérapie TCD (thérapie comportementale dialectique)
D) Commencer un traitement antipsychotique
E) Recommander au patient de participer à des réunions des Alcooliques Anonymes

Réponse : C) Référer le patient à une thérapie TCD (thérapie comportementale dialectique)

Explication :

Les symptômes du patient suggèrent la possibilité d'un trouble de la personnalité, tel que le trouble de la personnalité borderline, coexistant avec d'autres troubles psychiatriques comme la dépression et la toxicomanie. Le plan de gestion initial le plus approprié serait de référer le patient à un psychiatre, mais cette option n'est pas disponible. La meilleure option suivante serait de référer à la thérapie TCD, qui est la meilleure thérapie basée sur les preuves pour les patients atteints de trouble de la personnalité borderline (TPB). Modifier son traitement peut aider avec les symptômes dépressifs, mais est peu susceptible d'aider avec les traits suggestifs de TPB dans ce cas.

Troubles de la personnalité

Les troubles de la personnalité sont des schémas de comportement persistants et inadaptés qui peuvent entraîner une détresse et des incapacités dans divers aspects de la vie. Ils coexistent souvent avec d'autres troubles de la santé mentale et peuvent contribuer à d'autres difficultés. Comprendre la présentation et la gestion des troubles de la personnalité est essentiel pour les professionnels de la santé.

Informations clés :

Les troubles de la personnalité sont classés en trois groupes (A, B et C) selon le DSM-5. Voici une liste des types de troubles de la personnalité avec de brèves descriptions :

Groupe A (bizarre, excentrique) :

1. **Trouble de la personnalité paranoïaque :** Caractérisé par une méfiance persistante et une suspicion des autres, même en l'absence de raisons d'être soupçonneux.

2. **Trouble de la personnalité schizoïde :** Caractérisé par un manque d'intérêt pour les relations sociales, un détachement émotionnel et une expression émotionnelle limitée.

3. **Trouble de la personnalité schizotypique:** Caractérisé par des comportements

excentriques, des croyances étranges et des difficultés à former des relations étroites. Les individus peuvent expérimenter une pensée magique, des perceptions inhabituelles et une anxiété sociale.

Groupe B (dramatique, émotionnel, erratique) :

1. **Trouble de la personnalité antisociale :** Caractérisé par un mépris pour les droits des autres, un manque d'empathie et un schéma de comportements trompeurs, manipulateurs et agressifs.

2. **Trouble de la personnalité borderline :** Caractérisé par une instabilité émotionnelle, des comportements impulsifs, des relations instables et une peur de l'abandon.

3. **Trouble de la personnalité histrionique :** Caractérisé par des comportements de recherche excessive d'attention, une exagération émotionnelle et un besoin extrême d'approbation.

4. **Trouble de la personnalité narcissique :** Caractérisé par un schéma omniprésent de grandeur, un besoin d'admiration et un manque d'empathie.

Groupe C (anxieux, craintif) :

1. **Trouble de la personnalité évitante :** Caractérisé par une inhibition sociale extrême, des sentiments

d'inadéquation et une peur du rejet ou de la critique, entraînant l'évitement des situations sociales.

2. **Trouble de la personnalité dépendante :** Caractérisé par une dépendance excessive envers les autres pour un soutien émotionnel et physique, une peur de la séparation et des difficultés à prendre des décisions de manière indépendante.

3. **Trouble de la personnalité obsessionnelle-compulsive (à ne pas confondre avec le TOC)** : Caractérisé par une préoccupation pour l'ordre, le perfectionnisme et le contrôle, souvent au détriment de la flexibilité, de l'ouverture et de l'efficacité.

Question 46

Un patient de 22 ans est amené aux urgences par des amis après avoir ingéré une quantité inconnue de comprimés dans une tentative de suicide. Le patient est somnolent mais réactif et présente un discours lent. Les amis fournissent une bouteille de paracétamol que le patient aurait ingéré. Quel serait le plan de gestion initial le plus approprié pour ce patient ?

A) Administrer du charbon activé et commencer un traitement par N-acétylcystéine
B) Effectuer un lavage gastrique et administrer de la naloxone
C) Administrer des fluides intraveineux et observer l'amélioration
D) Administrer du flumazénil et surveiller les convulsions
E) Fournir uniquement des soins de soutien et référer le patient pour une évaluation psychiatrique

Réponse : A) Administrer du charbon activé et commencer un traitement par N-acétylcystéine

Explication :

Le patient a ingéré une dose potentiellement toxique de paracétamol, ce qui peut entraîner des lésions hépatiques graves voire une insuffisance hépatique. Le plan de gestion initial le plus approprié comprendrait l'administration de charbon activé pour aider à absorber le paracétamol restant dans le tractus gastro-intestinal et le début du traitement par N-acétylcystéine, qui est un antidote spécifique pour l'intoxication par le paracétamol et qui aide à prévenir les lésions hépatiques.

> **B) Effectuer un lavage gastrique et administrer de la naloxone :** Le lavage gastrique n'est pas recommandé comme traitement de routine pour l'intoxication au paracétamol, car il est moins efficace que le charbon activé. La naloxone est utilisée pour inverser l'effet d'une surdose d'opioïdes et n'a aucun rôle dans le traitement de la toxicité du paracétamol.
>
> **C) Administrer des fluides intraveineux et observer l'amélioration :** Bien que les fluides intraveineux puissent faire partie du plan de gestion global, ils sont insuffisants en tant que seul traitement pour l'intoxication au paracétamol. Le patient nécessite une thérapie antidote spécifique avec la N-acétylcystéine.

D) Administrer du flumazénil et surveiller les convulsions : Le flumazénil est un antagoniste spécifique pour les benzodiazépines et n'a aucun rôle dans le traitement de l'intoxication au paracétamol.

E) Fournir uniquement des soins de soutien et référer le patient pour une évaluation psychiatrique : Bien que l'évaluation psychiatrique soit importante pour un patient ayant tenté de se suicider, ce n'est pas la priorité dans cette situation. Le patient nécessite une intervention médicale immédiate pour prévenir les lésions hépatiques graves dues à l'ingestion de paracétamol.

Intoxications

Les intoxications sont fréquentes et peuvent être potentiellement mortelles, qu'elles soient accidentelles ou intentionnelles. L'intoxication accidentelle est particulièrement fréquente chez les enfants. Identifier la substance et la gravité de l'intoxication est essentiel pour fournir un traitement et une gestion efficaces.

Informations clés :

Toxidromes communs, leur présentation et leur traitement :

1. **Toxidrome anticholinergique :**

    - **Présentation :** Peau sèche et muqueuses sèches, mydriase (dilatation des pupilles), tachycardie, rétention urinaire, iléus, fièvre, agitation, délire, et convulsions.

    - **Traitement :** Soins de soutien, benzodiazépines pour l'agitation et les convulsions, et physostigmine dans les cas graves.

2. **Toxidrome cholinergique :**

    - **Présentation :** Salivation, larmoiement, miction, défécation, détresse gastro-intestinale, émèse, bradycardie, bronchorrhée, bronchospasme, myosis (constriction des pupilles), contractions musculaires, et convulsions.

- **Traitement** : Atropine pour les symptômes muscariniques, pralidoxime pour les symptômes nicotiniques, et benzodiazépines pour les convulsions.

3. **Toxidrome opioïde :**

    - **Présentation** : Myosis (constriction des pupilles), dépression respiratoire, bradycardie, hypotension, diminution des bruits intestinaux, et diminution de la réactivité.

    - **Traitement** : Naloxone pour inverser les effets des opioïdes et soins de soutien.

4. **Toxidrome sympathomimétique :**

    - **Présentation** : Tachycardie, hypertension, diaphorèse, mydriase (dilatation des pupilles), hyperthermie, agitation, et convulsions.

    - **Traitement** : Benzodiazépines pour l'agitation et les convulsions, soins de soutien, et traitements spécifiques pour les complications telles que la crise hypertensive ou l'hyperthermie.

5. **Toxidrome sédatif-hypnotique :**

    - **Présentation** : Discours lent, ataxie, nystagmus, diminution de la réactivité, dépression respiratoire, hypotension, et bradycardie.

- **Traitement** : Soins de soutien, flumazénil pour la surdose de benzodiazépines (avec précaution), et traitement des complications telles que la dépression respiratoire ou l'hypotension.

Question 47

Une femme de 30 ans se présente à votre clinique en se plaignant de fatigue, de maux de tête et de douleurs articulaires depuis deux mois. Elle a récemment emménagé dans une maison de 50 ans mal entretenue. Elle ne rapporte aucun autre antécédent médical significatif et ne prend aucun médicament. À l'examen physique, ses signes vitaux sont normaux et vous ne trouvez aucune anomalie significative. Quel danger environnemental est le plus susceptible de contribuer à ses symptômes ?

A) Exposition au radon
B) Intoxication au monoxyde de carbone
C) Exposition à l'amiante
D) Exposition au plomb
E) Exposition à la moisissure

Réponse : D) Exposition au plomb

Explication :

A) Exposition au radon : Le radon est un gaz radioactif qui peut s'accumuler dans des zones mal ventilées et augmenter le risque de cancer du poumon. Cependant, il n'est généralement pas associé à la fatigue, aux maux de tête et aux douleurs articulaires.

B) Intoxication au monoxyde de carbone : Le monoxyde de carbone est un gaz incolore et inodore qui peut provoquer des symptômes aigus tels que maux de tête, vertiges, nausées et confusion. Une exposition chronique peut entraîner des symptômes neurologiques, mais la présentation du patient n'est pas typique d'une intoxication au monoxyde de carbone.

C) Exposition à l'amiante : L'amiante peut être trouvée dans les vieux bâtiments et est associée au mésothéliome et au cancer du poumon. Cependant, elle ne provoque généralement pas les symptômes dont souffre le patient.

D) Exposition au plomb : Le plomb peut être présent dans les vieilles maisons, en particulier dans les peintures et les tuyaux contenant du plomb. Les symptômes de fatigue, de maux de tête et de douleurs articulaires sont compatibles avec une intoxication au plomb. De plus, le déménagement récent de la patiente dans une vieille maison mal entretenue rend cette exposition plus probable.

E) Exposition à la moisissure : L'exposition à la moisissure peut provoquer des symptômes respiratoires et exacerber les allergies, mais les symptômes du patient ne sont pas typiques d'une exposition à la moisissure.

Environnement

Les dangers environnementaux peuvent être liés de manière causale à la présentation clinique d'un patient et à la santé de la population exposée. Les médecins doivent être capables de reconnaître ces dangers, de travailler avec les agences réglementaires et les professionnels de la santé alliés, et de communiquer efficacement avec les patients et les communautés sur l'évaluation des risques et les stratégies de prévention.

Informations clés :

1. Identifier les dangers environnementaux courants et les classer en catégories chimiques, biologiques, physiques et radiologiques.

2. Identifier les dangers courants présents dans l'air, l'eau, le sol et les aliments.

3. Décrire les étapes d'une évaluation des risques environnementaux et examiner de manière critique une évaluation des risques simple pour une communauté.

4. Effectuer une évaluation clinique ciblée des personnes exposées pour déterminer le lien de causalité entre l'exposition et l'état clinique.

5. Connaître les agences réglementaires locales, régionales, provinciales et nationales qui peuvent

aider à l'enquête sur les préoccupations environnementales.

6. Décrire des interventions simples qui seront efficaces pour réduire les expositions environnementales et le risque de maladie.

7. Communiquer des informations simples sur l'évaluation des risques environnementaux à la fois aux patients et à la communauté.

Question 48

Un patient de 45 ans avec des antécédents d'hypertension se présente à votre clinique en se plaignant de fatigue et de faiblesse musculaire depuis une semaine. Après un questionnement plus approfondi, il admet uriner fréquemment et avoir soif. Ses signes vitaux sont stables et son examen physique est sans particularité. Vous commandez un test de potassium sérique, qui révèle un niveau de potassium de 2,8 mmol/L. Quelle est la cause la plus probable de cette hypokaliémie chez ce patient ?

A) Hyperaldostéronisme primaire
B) Anorexie mentale
C) Pertes gastro-intestinales dues aux vomissements
D) Hypomagnésémie
E) Redistribution due à l'alcalose

Réponse : A) Hyperaldostéronisme primaire

Explication :

Les symptômes du patient, tels que la fatigue, la faiblesse musculaire, la polyurie et la polydipsie, ainsi que le résultat de laboratoire indiquant une hypokaliémie, suggèrent un hyperaldostéronisme primaire. L'hyperaldostéronisme primaire est une condition caractérisée par une sécrétion excessive d'aldostérone, qui conduit à une excrétion rénale accrue de potassium et à une rétention de sodium, provoquant une hypokaliémie et une hypertension.

B) Anorexie mentale : Bien que l'anorexie mentale puisse provoquer une hypokaliémie en raison d'une réduction de l'apport en potassium, la présentation du patient n'inclut aucun signe ou symptôme suggérant un trouble alimentaire, tel que la perte de poids ou une image corporelle déformée.

C) Pertes gastro-intestinales dues aux vomissements : Les pertes gastro-intestinales peuvent provoquer une hypokaliémie ; cependant, le patient ne rapporte aucun vomissement ou diarrhée récents.

D) Hypomagnésémie : L'hypomagnésémie peut contribuer à l'hypokaliémie en altérant la réabsorption du potassium dans les tubules rénaux, mais rien dans la présentation du patient ne suggère que l'hypomagnésémie soit la cause principale.

E) Redistribution due à l'alcalose : La redistribution du potassium dans les cellules peut se produire en cas d'alcalose, mais la présentation du patient n'inclut aucun signe ou symptôme suggérant un état alcalotique, tel qu'une hyperventilation ou une utilisation récente de diurétiques.

Hypokaliémie

L'hypokaliémie, un problème clinique courant, est souvent découverte lors d'une analyse de routine des électrolytes sériques ou suspectée par les résultats de l'électrocardiogramme (ECG). Des symptômes tels que la faiblesse musculaire se développent généralement lorsque la déplétion en potassium est sévère. Identifier la cause de l'hypokaliémie et initier un traitement approprié est crucial pour prévenir les complications.

Informations clés :

1. Identifier les causes potentielles de l'hypokaliémie, y compris une diminution de l'apport, la redistribution et les pertes accrues (rénales et gastro-intestinales).

2. Effectuer une anamnèse et un examen physique pour déterminer la cause et les complications de l'hypokaliémie.

3. Commander et interpréter les investigations critiques, telles que l'ECG, les électrolytes sériques et urinaires, pour identifier les anomalies de conduction potentiellement mortelles et distinguer les causes de l'hypokaliémie.

4. Élaborer un plan de gestion initial efficace, y compris une supplémentation appropriée en potassium avec surveillance, une réduction de l'excrétion rénale de

potassium et/ou des pertes gastro-intestinales, et référer le patient à des soins spécialisés si nécessaire.

Question 49

Une femme primigeste de 28 ans se présente aux premiers stades du travail à 39 semaines de grossesse. Elle a eu une grossesse sans complications et n'a pas d'antécédents médicaux significatifs. À l'examen vaginal et à la surveillance du rythme cardiaque fœtal à l'admission, tout est normal. Quelle est la prochaine étape la plus appropriée dans la gestion de son travail ?

A) Commencer une perfusion d'ocytocine pour augmenter le travail
B) Effectuer une rupture artificielle des membranes
C) Encourager la patiente à marcher et à changer de position
D) Administrer immédiatement une anesthésie péridurale
E) Procéder à une césarienne

Réponse : C) Encourager la patiente à marcher et à changer de position

Explication :

Dans une grossesse à faible risque avec un travail sans complication, il est essentiel de soutenir physiologiquement le processus de travail et de favoriser un accouchement normal. Encourager la patiente à marcher et à changer de position aide à faciliter la progression du travail et à offrir un confort. Cette approche est conforme aux principes de gestion physiologique du travail et à la prise de décision partagée.

A) Commencer une perfusion d'ocytocine pour augmenter le travail : L'infusion d'ocytocine n'est pas indiquée dans ce cas, car la patiente est en début de travail avec une évolution normale. L'ocytocine doit être réservée aux cas de dystocie du travail ou lorsqu'il existe une indication médicale pour l'augmentation.

B) Effectuer une rupture artificielle des membranes : La rupture artificielle des membranes (RAM) n'est pas indiquée de manière routinière en début de travail, en particulier lorsque le travail progresse normalement. La RAM peut augmenter le risque d'infection et doit être réservée à des situations cliniques spécifiques.

D) Administrer immédiatement une anesthésie péridurale : Bien que l'anesthésie péridurale soit une option efficace pour la gestion de la douleur pendant le travail, elle doit être discutée avec la patiente dans le cadre d'un processus de prise de décision partagée. De plus, il n'est pas nécessaire d'administrer une péridurale immédiatement, sauf si la patiente le demande spécifiquement ou s'il existe une indication médicale.

E) Procéder à une césarienne : Il n'y a aucune indication pour une césarienne dans ce cas, car la patiente a un travail sans complication et aucun antécédent médical significatif. Les césariennes doivent être réservées aux cas avec une indication médicale claire ou lorsque l'accouchement par voie vaginale présente un risque pour la mère ou le fœtus.

Soins Intrapartum et Postpartum

Les soins intrapartum et postpartum englobent les soins de la mère et du fœtus pendant le travail et la période de six semaines suivant la naissance. Les soins prodigués pendant cette période peuvent avoir un impact significatif sur la santé physique et émotionnelle de la mère à court et à long terme. Les prestataires de soins de santé doivent être bien informés des constatations cliniques, des enquêtes pertinentes et des stratégies de gestion nécessaires pour fournir des soins optimaux.

Informations clés :

1. **Se concentrer sur le processus de travail normal** : Comprendre la progression normale du travail, y compris les stades du travail, le rôle des contractions et les mouvements cardinaux du fœtus. Cela vous aidera à reconnaître quand des écarts par rapport au processus normal se produisent et nécessitent une intervention.

2. **Reconnaître et gérer les complications** : Connaître les complications courantes du travail et de l'accouchement, telles que le travail prématuré, l'hémorragie postpartum et la dystocie des épaules. Savoir comment identifier ces complications et les étapes de gestion appropriées.

3. **Comprendre les options de gestion de la douleur** : Revoir les différentes méthodes de gestion de la

douleur pendant le travail, y compris les options pharmacologiques (p. ex., anesthésie péridurale, opioïdes) et non pharmacologiques (p. ex., techniques de respiration, hydrothérapie). Soyez prêt à discuter de ces options avec les patientes dans le cadre d'un processus de prise de décision partagée.

4. **Maîtriser les soins postpartum** : Étudier les éléments essentiels des soins postpartum, tels que la surveillance des complications (p. ex., infection, thromboembolie), le soutien à l'allaitement et la fourniture de conseils en matière de contraception. Comprendre le calendrier des visites postpartum et les évaluations spécifiques à effectuer à chaque visite.

5. **Réviser les évaluations maternelles et néonatales** : Se familiariser avec les évaluations maternelles et néonatales effectuées pendant les soins intrapartum et postpartum, telles que la surveillance du rythme cardiaque fœtal, l'évaluation des signes vitaux maternels et la réalisation du score d'Apgar.

Question 50

Une femme multipare de 55 ans se présente à votre clinique en se plaignant de lourdeur pelvienne, d'une sensation de masse vaginale et de difficultés à vider sa vessie. Elle n'a aucun antécédent médical significatif, mais rapporte des antécédents de multiples accouchements par voie vaginale. À l'examen physique, vous observez une protrusion de la paroi vaginale antérieure et le col de l'utérus est visible à l'introitus vaginal. La patiente nie tout problème d'incontinence. Quelle est la prochaine étape la plus appropriée dans la gestion de cette patiente ?

A) Référer la patiente pour une réparation chirurgicale immédiate
B) Prescrire une cure d'antibiotiques pour une éventuelle infection pelvienne
C) Commencer une thérapie de remplacement en œstrogènes
D) Recommander des exercices des muscles du plancher pelvien et discuter de l'utilisation d'un pessaire
E) Commander une IRM pour évaluer davantage l'anatomie pelvienne

Réponse : D) Recommander des exercices des muscles du plancher pelvien et discuter de l'utilisation d'un pessaire

Explication :

A) Référer la patiente pour une réparation chirurgicale immédiate : La réparation chirurgicale est généralement réservée aux cas graves de prolapsus utérin ou aux cas où les mesures conservatrices ont échoué. Cela peut ne pas être nécessaire comme première étape pour cette patiente.

B) Prescrire une cure d'antibiotiques pour une éventuelle infection pelvienne : Il n'y a aucune indication d'infection dans ce scénario, donc les antibiotiques ne sont pas appropriés.

C) Commencer une thérapie de remplacement en œstrogènes : Bien que la thérapie de remplacement en œstrogènes puisse améliorer la force et l'élasticité des tissus pelviens, elle peut ne pas suffire à gérer le prolapsus de cette patiente.

D) Recommander des exercices du plancher pelvien et discuter de l'utilisation d'un pessaire : Les exercices de Kegel peuvent renforcer les muscles du plancher pelvien et soulager les symptômes du prolapsus utérin. Un pessaire, inséré dans le vagin pour soutenir les organes prolapsés, est une option non chirurgicale efficace.

E) Commander une IRM pour évaluer l'anatomie pelvienne : Bien que l'imagerie puisse être utile, elle n'est généralement pas nécessaire pour la gestion initiale d'un prolapsus utérin diagnostiqué cliniquement.

Prolapsus Utérin, Relâchement Pelvien

Le relâchement pelvien est un trouble courant qui peut affecter le bien-être physique et le fonctionnement social. Les symptômes associés au relâchement pelvien peuvent être embarrassants et les patientes peuvent ne pas en parler spontanément. Les prestataires de soins de santé doivent être familiers avec les manifestations du relâchement pelvien et savoir les dépister.

Informations clés :

1. Lister et interpréter les constatations critiques, y compris la gravité des symptômes, l'effet sur l'activité, les facteurs prédisposants, et les résultats d'un examen physique visant à déterminer l'anomalie anatomique.

2. Déterminer les investigations critiques, telles que la recherche d'une infection des voies urinaires.

3. Élaborer un plan de gestion initial efficace, y compris discuter des avantages et des limites des options de traitement, des stratégies pour ralentir la progression, et déterminer si la patiente doit être orientée vers des soins spécialisés.

www.ingramcontent.com/pod-product-compliance
Lightning Source LLC
Chambersburg PA
CBHW052147220526
45471CB00004B/1566